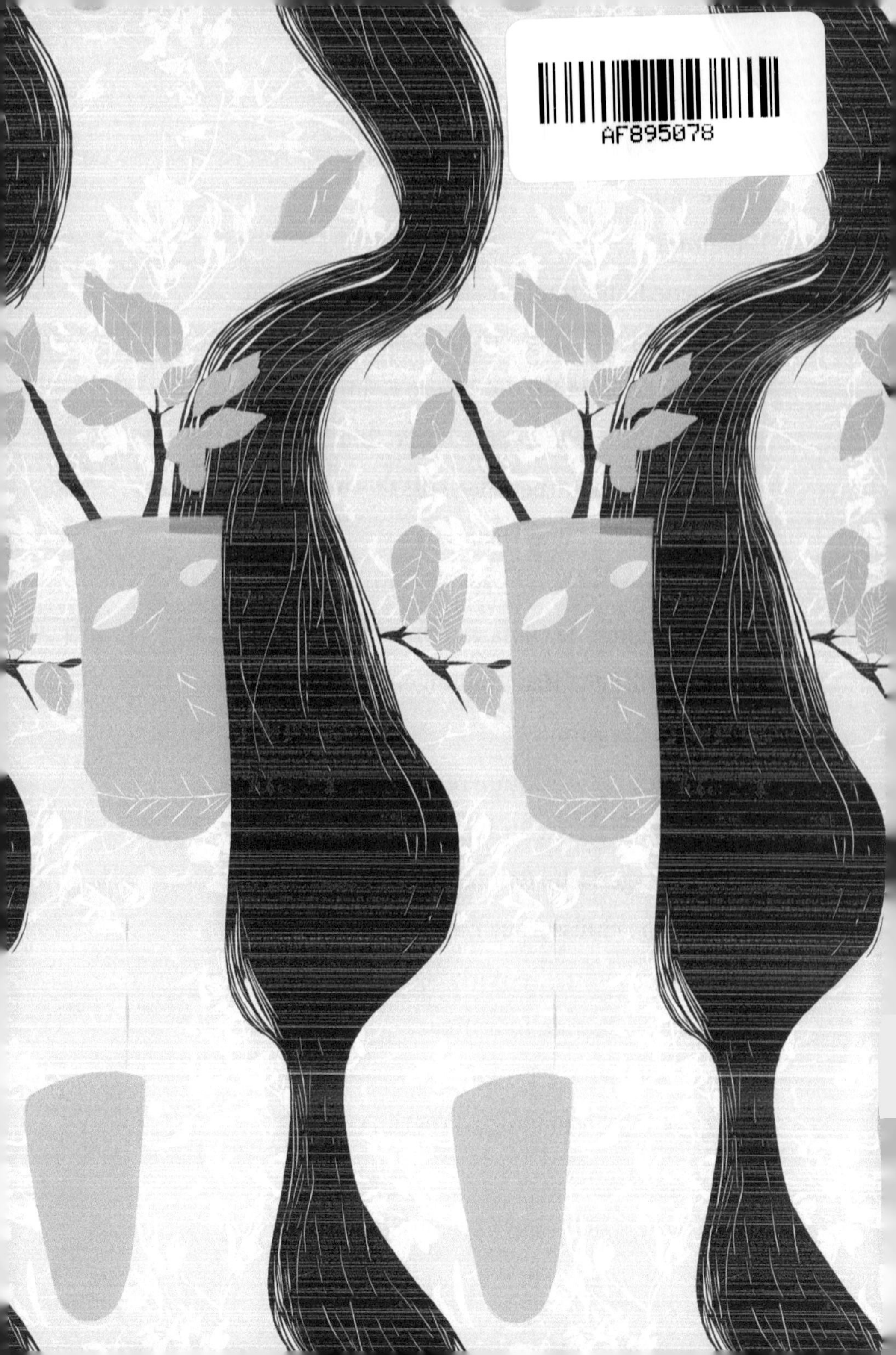

# Inhaltsverzeichnis

- Bild-Quellen

Artemis Saage

# Beauty Detox & Entgiftungskur: Natürliche Entgiftung für strahlende Schönheit

## Der ganzheitliche Detox Plan mit Superfoods, Detox Smoothies und Detox Suppen für eine effektive Entschlackung von innen und außen

217 Quellen
57 Fotos / Grafiken
20 Illustrationen

## Impressum

Saage Media GmbH
c/o SpinLab – The HHL Accelerator
Spinnereistraße 7
04179 Leipzig, Germany
E-Mail: contact@SaageMedia.com
Web: SaageMedia.com
Commercial Register: Local Court Leipzig, HRB 42755 (Handelsregister: Amtsgericht Leipzig, HRB 42755)
Managing Director: Rico Saage (Geschäftsführer)
VAT ID Number: DE369527893 (USt-IdNr.)

Publisher: Saage Media GmbH
Veröffentlichung: 01.2025
Umschlagsgestaltung: Saage Media GmbH
ISBN-Softcover: 978-3-384-47801-6
ISBN-Ebook: 978-3-384-47802-3

**Rechtliches / Hinweise**


Die in diesem Buch aufgeführten externen Links und Quellenverweise wurden zum Zeitpunkt der Buchveröffentlichung geprüft. Auf die aktuellen und zukünftigen Gestaltungen und Inhalte der verlinkten Seiten hat der Autor keinen Einfluss. Für illegale, fehlerhafte oder unvollständige Inhalte sowie für Schäden, die durch die Nutzung oder Nichtnutzung der Informationen entstehen, haftet allein der Anbieter der verlinkten Website, nicht derjenige, der über Links auf die jeweilige Veröffentlichung verweist. Alle verwendeten externen Quellen sind im Literaturverzeichnis aufgeführt. Trotz sorgfältiger inhaltlicher Kontrolle übernehmen wir keine Haftung für die Inhalte externer Quellen. Für den Inhalt der zitierten Quellen sind ausschließlich deren Betreiber verantwortlich. Bilder und Quellen Dritter sind als solche gekennzeichnet. Die Vervielfältigung, Bearbeitung, Verbreitung und jede Art der Verwertung außerhalb der Grenzen des Urheberrechtes bedürfen der schriftlichen Zustimmung des jeweiligen Autors bzw. Erstellers.
Die in diesem Buch enthaltenen Quellenverweise und Zitate wurden sorgfältig recherchiert und sinngemäß wiedergegeben. Die Interpretation und Darstellung der zitierten Inhalte spiegelt die Auffassung des Autors wider und muss nicht zwangsläufig mit der Intention oder Meinung der ursprünglichen Autoren übereinstimmen. Bei sinngemäßen Zitaten wurden die Kernaussagen der Originalquellen nach bestem Wissen und Gewissen in den Kontext dieses Werkes eingebettet, können jedoch durch die Übertragung und Vereinfachung von den ursprünglichen Formulierungen und Bedeutungsnuancen abweichen. Alle verwendeten Quellen sind im Literaturverzeichnis vollständig aufgeführt und können dort im Original nachgelesen werden. Die Verantwortung für die Interpretation und kontextuelle Einbettung der zitierten Inhalte liegt beim Autor dieses Buches. Bei wissenschaftlichen Fragestellungen und Detailinformationen wird empfohlen, die Originalquellen zu konsultieren. Der Autor hat sich bemüht, komplexe wissenschaftliche Sachverhalte allgemeinverständlich darzustellen. Dabei können Vereinfachungen und Verallgemeinerungen nicht ausgeschlossen werden. Für die fachliche Richtigkeit und Vollständigkeit der vereinfachten Darstellungen kann keine Gewähr übernommen werden. Die sinngemäße Wiedergabe von Zitaten und wissenschaftlichen Erkenntnissen erfolgt nach bestem Wissen und Gewissen unter Beachtung des Zitatrechts gemäß § 51 UrhG. Bei der Vereinfachung und Übertragung und ggf. Übersetzung wissenschaftlicher Inhalte in eine allgemeinverständliche Sprache können Bedeutungsnuancen und fachliche Details verloren gehen. Für akademische Zwecke und bei der Verwendung als wissenschaftliche Referenz wird ausdrücklich empfohlen, auf die Originalquellen zurückzugreifen. Die vereinfachte Darstellung dient ausschließlich der populärwissenschaftlichen Information.
Die in diesem Buch vorgestellten Entgiftungs- und Detox-Programme, einschließlich der Rezepte für Smoothies und Suppen, basieren auf sorgfältiger Recherche und persönlichen Erfahrungen. Sie ersetzen jedoch keine professionelle medizinische Beratung oder Behandlung. Vor Beginn einer Entgiftungskur sollten Sie Ihren Gesundheitszustand von einem Arzt oder Heilpraktiker überprüfen lassen, besonders wenn Sie schwanger sind, stillen, Vorerkrankungen haben oder Medikamente einnehmen. Die beschriebenen Wirkungen der Superfoods und Detox-Methoden können individuell unterschiedlich ausfallen. Autorin und Verlag übernehmen keine Haftung für gesundheitliche Schäden oder Komplikationen, die durch die Anwendung der vorgestellten Methoden entstehen könnten. Die Nutzung der Informationen und Anleitungen erfolgt auf eigene Verantwortung. Die erwähnten Produkte und Markennamen sind Eigentum ihrer jeweiligen Inhaber. Quellenangaben zu wissenschaftlichen Studien und weiterführender Literatur finden Sie im Anhang. Bitte beachten Sie, dass sich Erkenntnisse im Bereich Ernährung und Entgiftung stetig weiterentwickeln. Die Informationen entsprechen dem Stand der Drucklegung.
Dieses Buch wurde unter Verwendung von Künstlicher Intelligenz und anderen Tools erstellt. Unter anderem wurden Tools für die Recherche und Generierung der dekorativen Illustrationen eingesetzt. Trotz Kontrolle können Fehler nicht vollständig ausgeschlossen werden. Wir möchten betonen, dass der Einsatz von KI als unterstützendes Werkzeug dient, um unseren Lesern ein qualitativ hochwertiges und inspirierendes Leseerlebnis zu bieten.

**Liebe Leserinnen, liebe Leser,**

von Herzen danke ich Ihnen, dass Sie sich für dieses Buch entschieden haben. Mit Ihrer Wahl haben Sie mir nicht nur Ihr Vertrauen geschenkt, sondern auch einen Teil Ihrer wertvollen Zeit. Das weiß ich sehr zu schätzen.
In einer Zeit, in der wir täglich Umweltgiften und Stressoren ausgesetzt sind, wird eine ganzheitliche Entgiftung immer wichtiger für unsere Gesundheit und Ausstrahlung. Dieses praxisnahe Handbuch zeigt Ihnen, wie Sie mit der Kraft der Natur Ihren Körper effektiv entgiften und dabei Ihre natürliche Schönheit von innen heraus fördern können. Von ayurvedischen Reinigungsritualen über kraftvolle Superfoods bis hin zu zellulärer Entgiftung – hier finden Sie wissenschaftlich fundierte Methoden für Ihre persönliche Detox-Strategie. Entdecken Sie, wie Sie mit gezielten Ernährungsstrategien, entgiftenden Bewegungsübungen und naturbasierten Hautpflegeritualen Ihre Selbstheilungskräfte aktivieren und Ihre Vitalität spürbar steigern können. Der ganzheitliche Ansatz berücksichtigt dabei alle wichtigen Entgiftungsorgane wie Leber, Darm und Lymphsystem. Dieses Buch bietet Ihnen einen strukturierten Weg zu mehr Wohlbefinden und natürlicher Schönheit durch gezielte Entgiftung. Starten Sie jetzt Ihre persönliche Detox-Reise und erleben Sie, wie sich Ihre Gesundheit und Ausstrahlung nachhaltig verbessern.
Ich wünsche Ihnen nun eine inspirierende und aufschlussreiche Lektüre. Sollten Sie Anregungen, Kritik oder Fragen haben, freue ich mich über Ihre Rückmeldung. Denn nur durch den aktiven Austausch mit Ihnen, den Lesern, können zukünftige Auflagen und Werke noch besser werden. Bleiben Sie neugierig!

**Artemis Saage**
Saage Media GmbH

- support@saagemedia.com
- Spinnereistraße 7 - c/o SpinLab – The HHL Accelerator, 04179 Leipzig, Germany

# Einleitung

Um Ihnen die bestmögliche Leseerfahrung zu bieten, möchten wir Sie mit den wichtigsten Merkmalen dieses Buches vertraut machen. Die Kapitel sind in einer logischen Reihenfolge angeordnet, sodass Sie das Buch von Anfang bis Ende durchlesen können. Gleichzeitig wurde jedes Kapitel und Unterkapitel als eigenständige Einheit konzipiert, sodass Sie auch gezielt einzelne Abschnitte lesen können, die für Sie von besonderem Interesse sind. Jedes Kapitel basiert auf sorgfältiger Recherche und ist durchgehend mit Quellenangaben versehen. Sämtliche Quellen sind direkt verlinkt, sodass Sie bei Interesse tiefer in die Thematik eintauchen können. Auch die im Text integrierten Bilder sind mit entsprechenden Quellenangaben und Links versehen. Eine vollständige Übersicht aller Quellen- und Bildnachweise finden Sie im verlinkten Anhang. Um die wichtigsten Informationen nachhaltig zu vermitteln, schließt jedes Kapitel mit einer prägnanten Zusammenfassung. Fachbegriffe sind im Text unterstrichen dargestellt und werden in einem direkt darunter platzierten, verlinkten Glossar erläutert.

Für einen schnellen Zugriff auf weiterführende Online-Inhalte können Sie die QR-Codes mit Ihrem Smartphone scannen.

**Zusätzliche Bonus-Materialien auf unserer Website**
Auf unserer Website stellen wir Ihnen folgende exklusive Materialien zur Verfügung:

- Bonusinhalte und zusätzliche Kapitel
- Eine kompakte Gesamtzusammenfassung
- Eine PDF-Datei mit allen Quellenangaben
- Weiterführende Literaturempfehlungen

Die Website befindet sich derzeit noch im Aufbau.

SaageBooks.com/de/beauty_detox-bonus-KXANTM

# 1. Ganzheitliche Entgiftung für strahlende Schönheit

In einer Zeit, in der wir täglich mit Umweltgiften, Stress und digitaler Überreizung konfrontiert werden, gewinnt das Thema Entgiftung zunehmend an Bedeutung. Doch was bedeutet ganzheitliche Entgiftung eigentlich? Wie können wir unseren Körper dabei unterstützen, Giftstoffe effektiv auszuleiten und gleichzeitig unsere natürliche Schönheit fördern? Die Antwort liegt in einem ausgewogenen Ansatz, der sowohl die körperliche als auch die mentale Ebene berücksichtigt. Von traditionellen Heilkräutern über ayurvedische Reinigungsrituale bis hin zu modernen Digital Detox-Strategien – die Möglichkeiten sind vielfältig. Dabei stellt sich die Frage: Welche Methoden sind wissenschaftlich fundiert und wie lassen sie sich sinnvoll in den Alltag integrieren? Dieses Kapitel beleuchtet bewährte Entgiftungskonzepte und ihre Wirkung auf unsere Gesundheit und Ausstrahlung. Es zeigt praktische Wege auf, wie äußere und innere Reinigung Hand in Hand gehen können – für ein ganzheitliches Wohlbefinden, das sich auch in unserem Erscheinungsbild widerspiegelt.

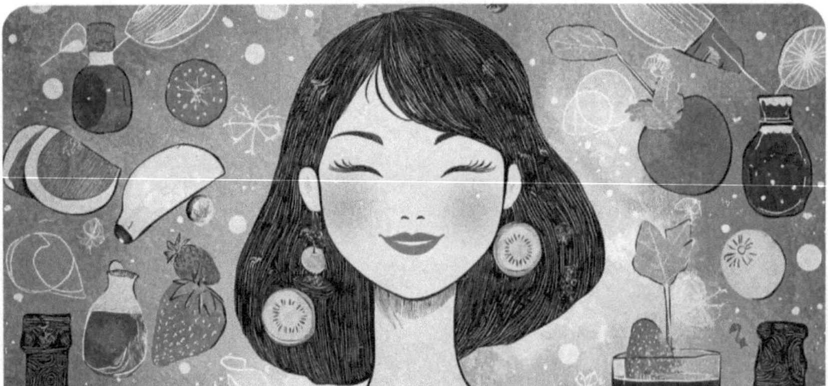

## 1. 1. Natürliche Reinigungsmethoden

Wie können wir die Kraft der Natur nutzen, um unseren Körper sanft und nachhaltig zu entgiften? Welche traditionellen Methoden haben sich über Jahrhunderte bewährt und werden heute durch wissenschaftliche Erkenntnisse bestätigt? Die natürlichen Reinigungsmethoden bieten einen ganzheitlichen Ansatz, der sowohl die innere als auch die äußere Entgiftung umfasst. Von der gezielten Anwendung von Heilkräutern über traditionelle ayurvedische Rituale bis hin zur basischen Körperpflege – die Natur hält ein breites Spektrum an Möglichkeiten bereit, um Stoffwechselprozesse zu optimieren und Giftstoffe auszuleiten. Aktuelle Forschungsergebnisse zeigen dabei immer deutlicher, wie effektiv diese jahrhundertealten Praktiken tatsächlich sind und wie sie sich sinnvoll in unseren modernen Alltag integrieren lassen.

> *„Die Haut ist das größte Ausscheidungsorgan des Körpers und kann durch basische Körperpflege in ihrer natürlichen Entgiftungsfunktion unterstützt werden.“*

## 1. 1. 1. Heilkräuter für die innere Reinigung

Heilkräuter spielen seit Jahrtausenden eine zentrale Rolle bei der inneren Reinigung des Körpers und werden in verschiedenen Heiltraditionen weltweit eingesetzt [s1]. Die moderne Wissenschaft bestätigt zunehmend ihre wertvollen entgiftenden Eigenschaften, die auf spezifischen Pflanzenstoffen wie Polysacchariden, Polyphenolen und Terpenoiden basieren [s2].

Besonders effektiv für die Leberentgiftung hat sich die Mariendistel erwiesen, deren standardisierter Samen-Extrakt als wichtigste hepatoprotektive Phytokomponente gilt [s2]. Für eine sanfte Leberreinigung kann man täglich 2-3 Tassen Mariendisteltee trinken. Dabei sollte der Tee 10-15 Minuten ziehen, um die wertvollen Inhaltsstoffe optimal zu extrahieren. Löwenzahn ist ein weiteres Kraftpaket für die Entgiftung. Seine Blätter unterstützen nicht nur die Darmgesundheit [s3], sondern die Wurzel fördert auch die Ausleitung von Giftstoffen [s4]. Ein praktischer Tipp ist es, im Frühjahr junge Löwenzahnblätter zu sammeln und daraus einen entgiftenden Salat zuzubereiten oder sie als Tee aufzugießen. Die traditionelle chinesische Medizin nutzt Heilkräuter, um den Qi-Fluss zu optimieren und damit die Entgiftungsorgane zu unterstützen [s1]. Besonders bewährt haben sich hier Kombinationen aus verschiedenen Heilpflanzen der Korbblütler-Familie, die synergetisch wirken [s2]. Ein klassisches Beispiel ist die Kombination von Artischockenblättern mit Löwenzahn, die die Leberfunktion optimal unterstützt. Knoblauch und Zwiebeln sind wahre Entgiftungs-Powerhouses. Knoblauch unterstützt aktiv die Leberfunktion, während Zwiebeln mit ihren Antioxidantien das Immunsystem stärken [s3]. Eine praktische Anwendung ist es, täglich 1-2 zerdrückte Knoblauchzehen in warmes Wasser zu geben und dieses morgens auf nüchternen Magen zu trinken. Bei der Anwendung von Heilkräutern zur inneren Reinigung ist jedoch Vorsicht geboten. Einige Kräuterpräparate wurden mit ernsten Nebenwirkungen in Verbindung gebracht [s4]. Daher empfiehlt es sich, vor einer intensiven Kräuterkur einen Heilpraktiker oder Arzt zu konsultieren. Die ayurvedische Medizin bietet einen ganzheitlichen Ansatz zur Entgiftung,

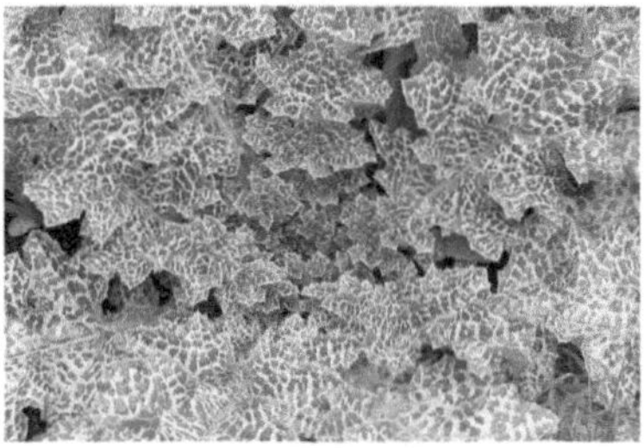

*Mariendistel* [i1]

bei dem Kräuter mit Ernährung, Bewegung und Meditation kombiniert werden [s1]. Ein bewährtes ayurvedisches Reinigungsritual ist es, morgens warmes Wasser mit Kurkuma und einer Prise schwarzem Pfeffer zu trinken, um die Entgiftungsorgane sanft zu aktivieren. Präbiotische Heilpflanzen wie Chicorée-Wurzel und Jerusalem-Artischocken unterstützen die Darmflora und damit die natürliche Entgiftung des Körpers [s3]. Man kann diese Pflanzen gut in den Speiseplan integrieren, etwa als Chicorée-Salat oder geröstete Jerusalem-Artischocken. Frische Kräuter haben besonders starke reinigende Eigenschaften und helfen bei der Ausleitung von Schwermetallen und überschüssigem Salz [s5]. Ein praktischer Ansatz ist es, täglich eine Handvoll frischer Kräuter wie Petersilie, Koriander oder Basilikum in Smoothies, Salate oder warme Gerichte zu integrieren.

Die naturopathische Medizin kombiniert Kräuteranwendungen mit anderen natürlichen Heilmethoden wie Luft, Wasser und Wärme [s1]. Eine effektive Kombination ist beispielsweise ein Kräuterfußbad mit Rosmarin und Thymian, gefolgt von einer Trockenbürstenmassage zur Unterstützung der Hautentgiftung. Für eine optimale Entgiftungswirkung sollte eine Kräuterkur mindestens 4-6 Wochen durchgeführt werden. Dabei ist es wichtig, ausreichend Wasser zu trinken und auf eine ausgewogene Ernährung zu achten. Die Kräuter können als Tee, Tinkturen oder in Form von frischen Küchenkräutern in den Alltag integriert werden.

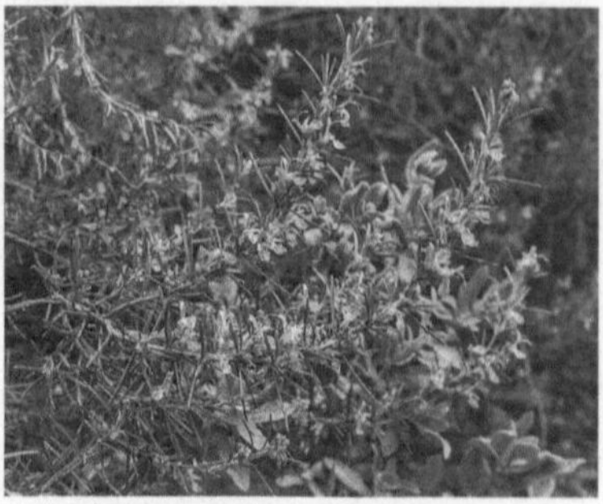

*Rosmarin* [i2]

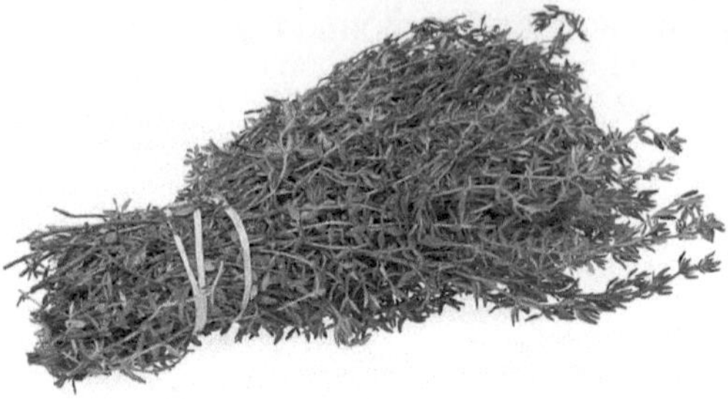

*Thymian* [i3]

## Glossar

**hepatoprotektiv**
Eigenschaft eines Stoffes, die Leber vor schädlichen Einflüssen zu schützen und ihre Regeneration zu fördern

**naturopathisch**
Ganzheitlicher Heilansatz, der auf natürlichen Heilmethoden basiert und die Selbstheilungskräfte des Körpers aktiviert

**Phytokomponente**
Biologisch aktiver Bestandteil pflanzlicher Herkunft, der gesundheitsfördernde Eigenschaften besitzt

**Polyphenol**
Sekundäre Pflanzenstoffe mit antioxidativer Wirkung, die in Obst, Gemüse und Kräutern vorkommen und den Körper vor freien Radikalen schützen

**Polysaccharide**
Komplexe Zuckermoleküle, die aus vielen miteinander verbundenen Einzelzuckern bestehen und wichtige Funktionen im Stoffwechsel erfüllen

**Terpenoid**
Natürliche Pflanzenwirkstoffe, die für den charakteristischen Geruch vieler Heilpflanzen verantwortlich sind und entzündungshemmend wirken können

## 1. 1. 2. Traditionelle Ayurvedische Reinigungsrituale

Die traditionelle ayurvedische Medizin bietet mit Panchakarma ein umfassendes Reinigungssystem, das seit Jahrtausenden praktiziert wird. Diese ganzheitliche Therapieform zielt darauf ab, Körper, Geist und Seele wieder in Balance zu bringen [s6]. Das Sanskrit-Wort "Pancha" bedeutet fünf und "Karma" steht für Handlung - entsprechend umfasst die Behandlung fünf Hauptreinigungsverfahren [s7]. Bevor die eigentlichen Reinigungstherapien beginnen, durchläuft der Patient vorbereitende Maßnahmen. Diese "Purvakarma" genannten Vorbereitungen beinhalten Snehan (Ölmassagen) und Svedana (Schwitzanwendungen) [s8]. Die Ölmassagen werden dabei mit speziell aufbereiteten Kräuterölen durchgeführt, die tief in das Gewebe eindringen. Ein praktischer Tipp für zu Hause ist es, morgens vor dem Duschen eine 10-15-minütige Selbstmassage mit erwärmtem Sesamöl durchzuführen.

Die fünf Hauptreinigungsverfahren (Shodanas) umfassen [s7]:

- Nasya: Dabei werden Kräuteröle oder -pulver über die Nase verabreicht, um den Kopfbereich zu reinigen
- Vamana: Therapeutisches Erbrechen zur Entgiftung des oberen Verdauungstrakts
- Basti: Medizinische Einläufe zur Reinigung des Dickdarms
- Virechana: Therapeutische Abführmaßnahmen für Dünndarm und Leber
- Raktamokshana: Traditionelle Blutreinigungsverfahren

Besonders wichtig ist die individuelle Abstimmung der Behandlungen auf die persönliche Konstitution (Dosha-Typ) und aktuelle gesundheitliche Situation [s8]. Ein erfahrener Ayurveda-Therapeut erstellt dafür einen maßgeschneiderten Behandlungsplan. Für die Selbstanwendung zu Hause eignen sich besonders sanfte Reinigungsmethoden wie eine dosha-gerechte Ernährung oder Kräutertees. Die Panchakarma-Kur stärkt nachweislich das Verdauungsfeuer (Agni) und verbessert damit sowohl die Aufnahme von Nährstoffen als auch die Ausscheidung von Stoffwechselendprodukten [s6]. Begleitend werden Yoga und Meditation eingesetzt, um auch auf mentaler Ebene zu entgiften [s9]. Eine einfache Übung für den Alltag ist es, morgens 10-15 Minuten in Stille zu sitzen und bewusst zu atmen. Moderne Panchakarma-Zentren haben die traditionellen Methoden an heutige Bedürfnisse angepasst [s6]. So werden beispielsweise technologische

Hilfsmittel integriert oder die Behandlungsdauer flexibel gestaltet. Die grundlegenden Prinzipien bleiben dabei erhalten. Eine klassische Panchakarma-Kur dauert 21-28 Tage, es gibt aber auch kürzere Programme von 7-14 Tagen. Ergänzend kommen ayurvedische Verjüngungs- und Immunstärkungsprogramme (Rasayana) zum Einsatz [s9]. Diese beinhalten spezielle Kräutermischungen, Massagen und Yoga-Übungen. Ein bewährtes Hausrezept ist die "Goldene Milch": Warme Pflanzenmilch mit Kurkuma, schwarzem Pfeffer und etwas Ghee (geklärte Butter) vor dem Schlafengehen getrunken unterstützt die nächtlichen Entgiftungsprozesse. Die yogischen Reinigungsmethoden (Shatkarmas) ergänzen die ayurvedischen Behandlungen optimal [s9]. Dazu gehören zum Beispiel Nasenspülungen mit Salzwasser (Jala Neti) oder spezielle Atemübungen (Pranayama). Diese Techniken können nach entsprechender Anleitung gut in den Alltag integriert werden. Wichtig ist es, die intensiven Reinigungsverfahren nur unter fachkundiger Anleitung durchzuführen [s8]. Für die eigenständige Anwendung eignen sich mildere Maßnahmen wie eine leichte vegetarische Kost, regelmäßige Bewegung an der frischen Luft und ausreichend Ruhezeiten. Diese bilden die Basis für eine nachhaltige Entgiftung im Sinne der ayurvedischen Lehre.

## Glossar

**Agni**

Das metabolische Prinzip im Ayurveda, das nicht nur die physische Verdauung, sondern auch die Verarbeitung von Sinneseindrücken und Emotionen steuert.

**Dosha**

Grundlegende Energietypen im Ayurveda, die die körperliche und mentale Konstitution eines Menschen bestimmen. Es gibt drei Hauptdoshas: Vata, Pitta und Kapha.

**Panchakarma**

Ein komplexes ayurvedisches Therapiesystem zur Reinigung des Körpers, das neben den Hauptverfahren auch begleitende Maßnahmen wie Kräuteranwendungen und Ernährungsempfehlungen umfasst.

**Purvakarma**

Vorbereitende ayurvedische Behandlungen, die den Körper durch verschiedene Techniken auf die nachfolgenden Hauptreinigungsverfahren vorbereiten.

**Rasayana**

Ayurvedische Verjüngungstherapien, die durch spezielle Heilmittel und Anwendungen die Regeneration des Körpers und die Stärkung des Immunsystems fördern.

**Shatkarma**

Sechs klassische Reinigungstechniken aus dem Yoga, die verschiedene Körpersysteme wie Verdauungstrakt, Atemwege und Sinnesorgane reinigen.

## 1. 1. 3. Basische Körperpflege für die äußere Entgiftung

Die basische Körperpflege spielt eine zentrale Rolle bei der äußeren Entgiftung, da die Haut als größtes Ausscheidungsorgan des Körpers fungiert. Durch gezielte basische Anwendungen kann die natürliche Entgiftungsfunktion der Haut optimal unterstützt werden. Ein wichtiger Grundpfeiler ist die Verwendung von alkalischem Wasser bei der täglichen Körperpflege. Dieses unterstützt nicht nur die Hydratation der Haut, sondern liefert auch wertvolle Antioxidantien [s10]. Für die häusliche Anwendung empfiehlt sich ein basisches Vollbad mit einem pH-Wert zwischen 8,0 und 8,5. Das Bad sollte etwa 30-40 Minuten dauern und eine Wassertemperatur von 37-38°C haben, um die Ausscheidungsprozesse optimal zu unterstützen. Die Kombination von basischer Körperpflege mit Infrarot-Anwendungen hat sich als besonders effektiv erwiesen. Infrarotsaunen regen die Durchblutung an und fördern die Entgiftung über die Haut [s10]. Ein praktischer Tipp ist es, nach dem Saunagang eine basische Körperlotion aufzutragen, um den Säure-Basen-Haushalt der Haut zu stabilisieren.

Zitrusfrüchte können auch äußerlich in der basischen Körperpflege eingesetzt werden. Ihre alkalischen Eigenschaften helfen, überschüssige Säuren zu neutralisieren [s11]. Ein bewährtes Hausrezept ist eine basische Körpermaske aus zerdrückten Zitrusfrüchten gemischt mit basischem Mineralwasser. Die Behandlung mit rotem Licht hat sich als innovative Ergänzung zur basischen Körperpflege etabliert. Diese Therapieform steigert nachweislich die Aktivität des Lymphsystems und unterstützt die Zellregeneration [s10]. Eine 15-20-minütige Anwendung kann optimal mit einer basischen Massage kombiniert werden. Besonders effektiv ist die Kombination verschiedener Entgiftungsmethoden. So können basische Körperanwendungen mit Verdauungsreinigungen und anderen therapeutischen Maßnahmen ergänzt werden [s12]. Ein ganzheitliches Konzept könnte beispielsweise aus morgendlichem Trockenbürsten, basischem Bad und anschließender Infrarot-Behandlung bestehen. Bestimmte Pflanzenextrakte in basischen Körperpflegeprodukten können die Ausscheidung von Schwermetallen

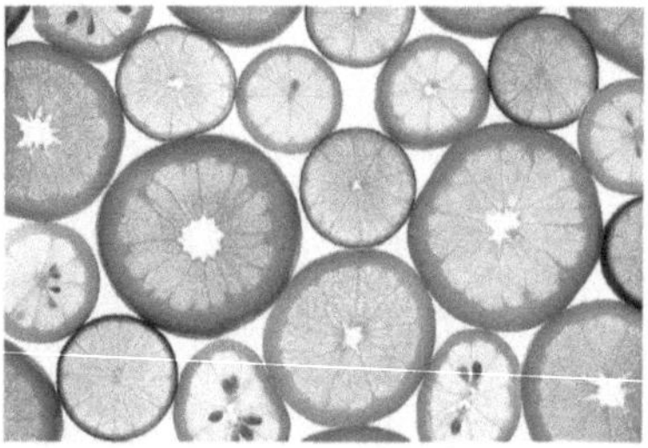

*Zitrusfrüchte* [i4]

unterstützen [s13]. Dabei spielen besonders organoschwefelige Verbindungen eine wichtige Rolle. Bei der Auswahl von Körperpflegeprodukten sollte auf natürliche Inhaltsstoffe mit entgiftender Wirkung geachtet werden. Die regelmäßige Anwendung basischer Körperpflege kann auch die gastrointestinalen Bewegungen positiv beeinflussen [s13]. Ein sanftes Abdominalmassage mit basischen Ölen kann diese Wirkung noch verstärken. Empfehlenswert ist eine Massage in kreisenden Bewegungen im Uhrzeigersinn. Für eine optimale Wirkung sollte die basische Körperpflege mindestens 4-6 Wochen konsequent durchgeführt werden. Dabei ist es wichtig, auf Regelmäßigkeit und die richtige Anwendung zu achten. Die besten Ergebnisse werden erzielt, wenn die Anwendungen morgens oder am frühen Abend durchgeführt werden. Die Integration von Phytochelatinen in basische Körperpflegeprodukte verstärkt deren entgiftende Wirkung [s13]. Diese pflanzlichen Verbindungen binden Schwermetalle und unterstützen deren Ausleitung über die Haut. Bei der Produktauswahl sollte auf entsprechende Inhaltsstoffe geachtet werden.

## Glossar

**Antioxidans**
Substanzen, die schädliche freie Radikale im Körper neutralisieren und so Zellen vor oxidativem Stress schützen. Kommen natürlich in vielen Lebensmitteln vor.

**gastrointestinal**
Bezieht sich auf den Verdauungstrakt, der sich vom Magen bis zum Darm erstreckt. Umfasst alle Organe, die an der Verdauung beteiligt sind.

**organoschwefelig**
Chemische Verbindungen, die Schwefel und Kohlenstoff enthalten. Sie kommen häufig in Knoblauch und Zwiebeln vor und haben entgiftende Eigenschaften.

**Phytochelatin**
Natürliche Peptide aus Pflanzen, die als Schutzmechanismus gegen Schwermetalle dienen und diese binden können. Sie bestehen aus mehreren aneinandergeketteten Aminosäuren.

**Zusammenfassung - 1. 1. Natürliche Reinigungsmethoden**

- Heilkräuter wie Mariendistel enthalten spezifische Pflanzenstoffe wie Polysaccharide und Terpenoide mit wissenschaftlich bestätigten entgiftenden Eigenschaften
- Die Mariendistel gilt als wichtigste hepatoprotektive Phytokomponente für die Leberentgiftung
- Die traditionelle chinesische Medizin nutzt synergistische Kombinationen aus Korbblütler-Pflanzen zur Optimierung des Qi-Flusses
- Präbiotische Heilpflanzen wie Chicorée-Wurzel unterstützen aktiv die Darmflora und natürliche Entgiftung
- Panchakarma umfasst fünf ayurvedische Hauptreinigungsverfahren: Nasya, Vamana, Basti, Virechana und Raktamokshana
- Purvakarma-Vorbereitungen mit Snehan (Ölmassagen) und Svedana (Schwitzanwendungen) sind essentiell vor Hauptreinigungen
- Panchakarma stärkt nachweislich das Verdauungsfeuer (Agni) und verbessert die Nährstoffaufnahme
- Shatkarmas (yogische Reinigungsmethoden) ergänzen die ayurvedischen Behandlungen
- Infrarot-Anwendungen in Kombination mit basischer Körperpflege fördern die Entgiftung über die Haut
- Phytochelatine in basischen Körperpflegeprodukten binden Schwermetalle und unterstützen deren Ausleitung
- Organoschwefelige Verbindungen in Pflanzenextrakten unterstützen die Schwermetallausscheidung

## 1. 2. Detox für Haut und Haar

Die Haut als größtes Organ unseres Körpers und unser Haar als sichtbarer Ausdruck unserer Gesundheit sind täglich zahlreichen Belastungen ausgesetzt. Umweltgifte, Stress und unausgewogene Ernährung hinterlassen ihre Spuren - doch wie können wir diese Belastungen auf natürliche Weise reduzieren? Welche Rolle spielen dabei traditionelle Reinigungsmethoden wie Tonerde-Masken, die bereits seit Jahrhunderten zur Hautpflege eingesetzt werden? Und inwiefern können gezielte Massage-Techniken und natürliche Haarspülungen die Entgiftung unterstützen? Die Antworten auf diese Fragen führen uns zu einem ganzheitlichen Ansatz, der die Kraft der Natur nutzt, um Haut und Haar von innen heraus zu revitalisieren. Die folgenden Seiten zeigen bewährte Methoden, die nicht nur oberflächlich wirken, sondern eine tiefgreifende Reinigung ermöglichen.

> *„Tonerde-Masken sollten stets in einer nicht-metallischen Schüssel zubereitet werden, um die Wirksamkeit der Mineralien nicht zu beeinträchtigen.“*

## 1. 2. 1. Tonerde-Masken zur Tiefenreinigung

Tonerde-Masken gehören zu den ältesten und bewährtesten Methoden der Hautpflege und werden seit Jahrhunderten erfolgreich zur Verbesserung des Hautbildes eingesetzt [s14]. Die besonderen Eigenschaften verschiedener Tonerden machen sie zu einem der effektivsten natürlichen Mittel für eine gründliche Hautreinigung [s15]. Für die optimale Anwendung einer Tonerde-Maske ist die richtige Vorbereitung entscheidend. Die Mischung sollte stets in einer nicht-metallischen Schüssel zubereitet werden, um die Wirksamkeit der Mineralien nicht zu beeinträchtigen [s15]. Dabei wird die Tonerde mit Wasser oder speziellen Pflegeessenzen zu einer geschmeidigen Paste verarbeitet, die sich leicht auftragen lässt. Besonders interessant ist die Vielfalt der verfügbaren Tonerden, die je nach Hauttyp und Bedürfnis gewählt werden können. Für empfindliche Haut eignet sich beispielsweise eine Kombination aus rosa und Rhassoul-Tonerde [s14]. Diese sanfte Mischung reinigt die Haut porentiefgehend, ohne sie zu reizen, und sorgt gleichzeitig für eine milde Exfoliation abgestorbener Hautschüppchen. Eine besonders effektive Variante für die Tiefenreinigung ist die Kombination aus vier verschiedenen Tonerden [s14]. Diese Multitoner-Maske wirkt wie ein natürlicher Magnet für Unreinheiten und Giftstoffe. Für die Anwendung sollte die Haut zunächst gründlich gereinigt werden. Die Maske wird dann gleichmäßig aufgetragen und etwa 10-15 Minuten einwirken gelassen, bevor sie mit lauwarmem Wasser abgewaschen wird.

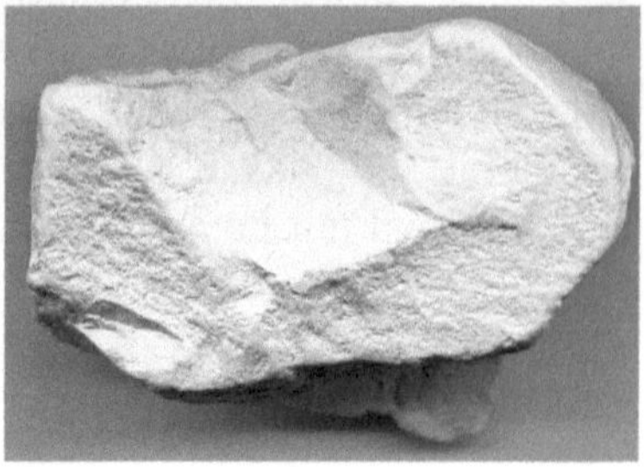

*Kaolin* [i5]

Für ölige und zu Unreinheiten neigende Haut hat sich eine Kombination aus Bentonit-Ton, Kaolin-Ton und Bambuskohle bewährt [s16]. Diese Mischung ist besonders effektiv beim Absorbieren von überschüssigem Talg und dem Entfernen von Verunreinigungen aus den Poren. Um die Haut nicht zu überreizen, sollte diese intensive Maske maximal zweimal wöchentlich angewendet werden. Eine besonders innovative Formulierung verbindet weißen Kaolin-Ton mit Alpha-Hydroxysäuren (AHAs) [s16]. Diese Kombination vereint die sanft reinigende Wirkung des Kaolins mit den hautverbessernden Eigenschaften der Fruchtsäuren. Für optimale Ergebnisse sollte die Maske am Abend aufgetragen werden, da die Haut nach der AHA-Behandlung besonders lichtempfindlich sein kann.

Für sehr sensible Haut gibt es spezielle Formulierungen mit beruhigenden Zusätzen wie Hafer und Malvenwurzel [s14]. Diese Inhaltsstoffe ergänzen die reinigende Wirkung der Tonerde und sorgen für eine zusätzliche Besänftigung der Haut. Die Maske sollte bei empfindlicher Haut nur dünn aufgetragen und die Einwirkzeit auf 5-7 Minuten begrenzt werden. Eine erfrischende Variante stellt die Kombination aus Kaolin-Tonerde und Pfefferminzöl dar [s14]. Das ätherische Öl sorgt für einen kühlenden Effekt und macht die Anwendung besonders im Sommer zu einem angenehmen Pflegeritual. Diese Maske eignet sich hervorragend für die morgendliche Anwendung, da der belebende Effekt des Pfefferminzöls einen energetisierenden Start in den Tag ermöglicht. Für eine intensive Entgiftungskur empfiehlt sich die Kombination aus roter und weißer Tonerde [s14]. Diese Mischung vereint die stark reinigende Wirkung der roten Tonerde mit den ausgleichenden Eigenschaften der weißen Variante. Eine regelmäßige Anwendung dieser Maske, etwa einmal wöchentlich, kann zu einer deutlichen Verbesserung des Hautbildes beitragen. Bei der Anwendung von Tonerde-Masken ist es wichtig, die Maske nicht vollständig antrocknen zu lassen, da dies zu einer unnötigen Reizung der Haut führen kann. Sobald die Maske an den Rändern zu trocknen beginnt, sollte sie mit reichlich lauwarmem Wasser abgespült werden. Nach der Anwendung empfiehlt sich das Auftragen einer feuchtigkeitsspendenden Pflege, um die Haut optimal mit Feuchtigkeit zu versorgen.

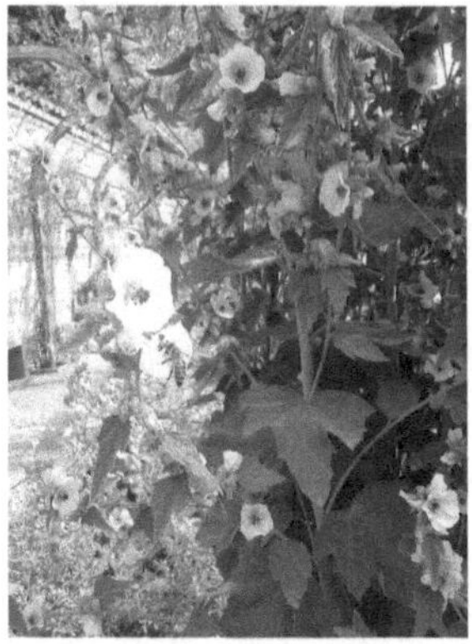

*Malvenwurzel* [i6]

## Glossar

**Alpha-Hydroxysäure**
Natürlich vorkommende Fruchtsäuren, die die oberste Hautschicht sanft lösen und die Zellerneuerung anregen

**Bentonit**
Ein quellfähiges Tonmineral vulkanischen Ursprungs mit stark absorbierenden Eigenschaften, das bis zum 12-fachen seines Eigengewichts an Wasser aufnehmen kann

**Kaolin**
Ein weißes, weiches Tonmineral, das durch die Verwitterung von Feldspat entsteht und besonders sanft zur Haut ist

**Rhassoul**
Ein marokkanisches Tonmineral aus dem Atlasgebirge, das sich durch einen besonders hohen Anteil an Magnesium und Silizium auszeichnet

## 1. 2. 2. Entgiftende Ölmassagen

Entgiftende Ölmassagen gehören zu den effektivsten ganzheitlichen Methoden, um Körper und Geist zu reinigen und zu revitalisieren. Die Kombination aus hochwertigen Ölen und speziellen Massagetechniken ermöglicht eine tiefgreifende Entgiftung über die Haut als größtes Ausscheidungsorgan [s17]. Die ayurvedische Abhyanga-Massage stellt dabei eine besonders wirksame Behandlungsform dar. Bei dieser traditionellen Ganzkörpermassage werden warme Kräuteröle verwendet, die nicht nur entgiftend wirken, sondern auch die Hautstruktur nachhaltig verbessern [s18]. Für die Durchführung wird das Öl zunächst auf etwa 37°C erwärmt. Die Massage beginnt am Kopf und folgt dann systematisch dem Lymphfluss nach unten. Dabei werden kreisende und streichende Bewegungen kombiniert, um die Durchblutung optimal anzuregen. Eine weitere hocheffektive Technik ist die Garshana-Massage, bei der spezielle Rohseidenhandschuhe zum Einsatz kommen [s18]. Diese sanfte Form der Trockenmassage wird idealerweise vor der eigentlichen Ölmassage durchgeführt. Die Behandlung erfolgt mit leichtem Druck und schnellen, kreisenden Bewegungen. Dabei werden abgestorbene Hautschüppchen entfernt und das Lymphsystem aktiviert, was den nachfolgenden Entgiftungsprozess unterstützt. Besonders interessant ist die Kombination verschiedener Techniken wie bei der Wickel-Peeling-Massage-Behandlung [s19]. Hier wird zunächst ein Körperpeeling durchgeführt, gefolgt von einer Ölmassage und einem abschließenden Wickel. Für optimale Ergebnisse sollte das Peeling mit kreisenden Bewegungen für etwa 10-15 Minuten durchgeführt werden, bevor das Massageöl aufgetragen wird. Die Shirodhara-Behandlung stellt eine besonders tiefenwirksame Form der Ölmassage dar [s18]. Hierbei wird warmes Öl in einem gleichmäßigen Strahl über die Stirn gegossen, was nicht nur entspannend wirkt, sondern auch die Entgiftung über die Kopfhaut fördert. Die Behandlung sollte mindestens 20 Minuten dauern und in einem ruhigen, abgedunkelten Raum stattfinden. Eine innovative Weiterentwicklung traditioneller Techniken ist die Kombination aus Lymphdrainage und ätherischen Ölen [s20]. Dabei werden spezielle Streichungen entlang der Lymphbahnen mit entgiftenden Ölen wie Wacholder oder Zypresse durchgeführt. Die Bewegungen sollten dabei sanft und rhythmisch sein, stets in Richtung der Lymphknoten. Die Pinda Sweda-Massage mit warmen Kräuterstempeln bietet eine besonders intensive Form der Entgiftung [s18]. Die Stempel werden mit verschiedenen

Heilkräutern gefüllt und in warmem Öl getränkt. Die Massage erfolgt mit sanftem Druck und klopfenden Bewegungen, wodurch Giftstoffe aus dem Gewebe gelöst werden. Für die Gesichtsregion hat sich eine spezielle entgiftende Ölmassage bewährt [s19]. Diese wird mit sanften, auswärts gerichteten Bewegungen durchgeführt und hilft dabei, Schwellungen zu reduzieren und verstopfte Poren zu reinigen. Die Massage sollte etwa 15 Minuten dauern und mit einem leichten, nicht komedogenen Öl durchgeführt werden. Die heiße Kräuterkompressenmassage kombiniert die Wirkung von Wärme, Ölen und Heilkräutern [s19]. Die Kompressen werden in heißem Wasser mit Kräuterauszügen getränkt und dann mit kreisenden Bewegungen über den Körper geführt. Diese Technik ist besonders effektiv für die Entgiftung tieferer Gewebeschichten. Für eine optimale Entgiftungswirkung sollten die Ölmassagen in eine ganzheitliche Behandlung eingebettet werden, die auch Aspekte wie Ernährung und Bewegung berücksichtigt [s17]. Die Anwendungen sollten idealerweise in regelmäßigen Abständen erfolgen, wobei eine Frequenz von ein- bis zweimal wöchentlich empfohlen wird.

## Glossar

**Abhyanga**

Eine traditionelle indische Massageform aus dem Ayurveda, die den gesamten Körper mit warmen Kräuterölen behandelt und zur Harmonisierung von Körper und Geist beiträgt.

**Garshana**

Eine ayurvedische Trockenmassagetechnik, die ursprünglich von indischen Yogis entwickelt wurde, um die Energiekanäle des Körpers zu stimulieren.

**komedogen**

Ein Begriff aus der Dermatologie, der Substanzen beschreibt, die Hautporen verstopfen können und zur Bildung von Mitessern führen können.

**Pinda Sweda**

Eine altindische Therapieform, bei der spezielle Kräuterbeutel verwendet werden, die traditionell bei Gelenkbeschwerden und zur Muskelentspannung eingesetzt wurden.

**Shirodhara**

Eine aus dem Sanskrit stammende Bezeichnung für eine ayurvedische Stirnölgussbehandlung, die seit über 5000 Jahren praktiziert wird und ursprünglich zur Behandlung von Kopfbeschwerden eingesetzt wurde.

## 1. 2. 3. Natürliche Haarspülungen

Natürliche Haarspülungen bieten eine sanfte und effektive Alternative zu konventionellen Haarpflegeprodukten. Die Umstellung auf natürliche Spülungen kann zu deutlich gesünderem, glänzenderem und weniger widerspenstigem Haar führen [s21]. Ein besonderer Vorteil liegt darin, dass sich durch die regelmäßige Anwendung das Waschintervall auf vier bis fünf Tage verlängern lässt, da die Kopfhaut weniger Talg produziert. Für die optimale Wirkung einer natürlichen Haarspülung ist die richtige Anwendung entscheidend. Die Spülung sollte nach der Haarwäsche gleichmäßig vom Ansatz bis in die Spitzen einmassiert und für 20-30 Minuten einwirken. Dabei empfiehlt es sich, das Haar mit einer Haube abzudecken, um die Wärme zu speichern und die Wirkung zu intensivieren [s22]. Eine besonders effektive Variante ist die Hibiskus-Haarspülung, die multiple positive Effekte auf Haar und Kopfhaut hat. Sie fördert nicht nur das Haarwachstum, sondern beugt auch vorzeitigem Ergrauen vor und verleiht dem Haar mehr Volumen. Zusätzlich hilft sie bei der Regulierung des pH-Werts der Kopfhaut und reduziert Juckreiz sowie Rötungen [s23]. Für die Zubereitung werden Hibiskusblüten in heißem Wasser aufgegossen und nach dem Abkühlen als Spülung verwendet. Die regelmäßige Anwendung natürlicher Haarspülungen kann den pH-Wert des Haares ausgleichen und zu spürbar weicherem und glänzendem Haar führen [s24]. Besonders während der Umstellungsphase von konventionellen auf natürliche Produkte unterstützen sie den Übergang und helfen, das natürliche Gleichgewicht der Kopfhaut wiederherzustellen. Für eine intensive Pflege eignen sich selbstgemachte Haarmasken, die höher konzentrierte pflegende Inhaltsstoffe enthalten als gewöhnliche Spülungen [s25]. Eine bewährte Rezeptur kombiniert beispielsweise Banane, Kokosöl und Honig. Die Banane spendet Feuchtigkeit, das Kokosöl pflegt die Haarstruktur, und der Honig wirkt antibakteriell und feuchtigkeitsbindend. Diese Maske wird auf das handtuchfeuchte Haar aufgetragen und sollte etwa 30 Minuten einwirken. Die Wahl der richtigen natürlichen Spülung richtet sich nach dem individuellen Haartyp und den spezifischen Bedürfnissen. Für feines Haar eignen sich leichte Spülungen auf Kräuterbasis, während trockenes oder stark strapaziertes Haar von ölreicheren Formulierungen profitiert. Die Anwendung sollte ein- bis zweimal wöchentlich erfolgen, um optimale Ergebnisse zu erzielen [s24]. Ein weiterer Vorteil natürlicher Haarspülungen ist ihre Nachhaltigkeit. Sie lassen sich problemlos in einen Zero-Waste-Lebensstil integrieren, da sie ohne Plastikverpackungen auskommen [s21]. Die Zutaten können in wiederverwendbaren Behältern gekauft und die Spülungen frisch zubereitet werden. Für coloriertes Haar gibt es spezielle natürliche Spülungen, die die Haarfarbe intensivieren können. Bestimmte Kräuter können natürliche Highlights erzeugen oder graues Haar dezent abdunkeln [s22]. Die Wirkung ist dabei schonend und baut sich graduell auf, wodurch ein natürliches Erscheinungsbild gewährleistet bleibt.

**Zusammenfassung - 1. 2. Detox für Haut und Haar**

- Tonerde-Masken werden seit Jahrhunderten zur Hautverbesserung eingesetzt und müssen in nicht-metallischen Schüsseln zubereitet werden.
- Eine Multitoner-Maske aus vier verschiedenen Tonerden wirkt wie ein natürlicher Magnet für Unreinheiten.
- Die Kombination von weißem Kaolin-Ton mit Alpha-Hydroxysäuren vereint Reinigung mit Hautverbesserung durch Fruchtsäuren.
- Die ayurvedische Abhyanga-Massage verwendet 37°C warme Kräuteröle und folgt systematisch dem Lymphfluss.
- Die Garshana-Massage mit Rohseidenhandschuhen aktiviert das Lymphsystem durch schnelle kreisende Bewegungen.
- Bei der Shirodhara-Behandlung wird warmes Öl in gleichmäßigem Strahl über die Stirn gegossen.
- Die Pinda Sweda-Massage verwendet in warmem Öl getränkte Kräuterstempel für intensive Entgiftung.
- Hibiskus-Haarspülungen beugen vorzeitigem Ergrauen vor und regulieren den pH-Wert der Kopfhaut.
- Natürliche Haarspülungen können das Waschintervall auf 4-5 Tage verlängern durch reduzierte Talgproduktion.
- Spezielle Kräuterspülungen können natürliche Highlights erzeugen oder graues Haar dezent abdunkeln.

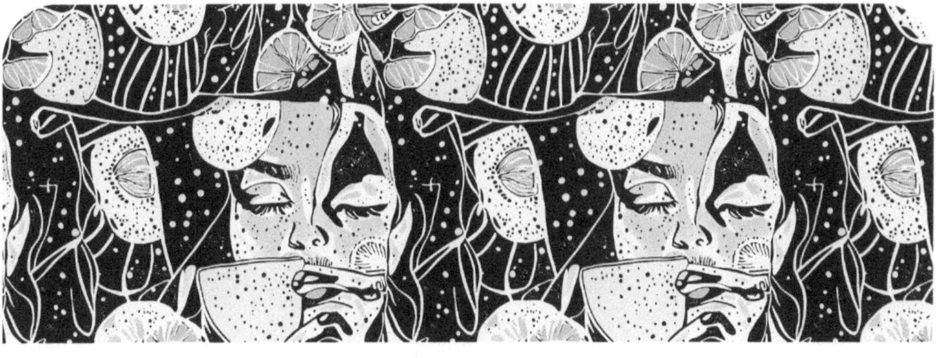

## 1. 3. Mentale Entgiftung

In einer Zeit, in der äußere Schönheit oft im Fokus steht, gewinnt die mentale Entgiftung zunehmend an Bedeutung. Doch welchen Einfluss haben Stress, digitale Überreizung und energetische Blockaden tatsächlich auf unser Erscheinungsbild? Wie wirken sich belastende Gedanken und negative Emotionen auf unsere Ausstrahlung aus? Die wissenschaftliche Forschung zeigt eindeutige Zusammenhänge zwischen mentaler Gesundheit und äußerer Erscheinung. Chronischer Stress kann zu vorzeitiger Hautalterung führen, während innere Anspannung sich in Form von Falten und fahlem Teint manifestiert. Gleichzeitig beeinflussen digitale Reizüberflutung und energetische Disharmonien unsere natürliche Ausstrahlung. Die mentale Entgiftung bietet effektive Methoden, um diese Zusammenhänge positiv zu beeinflussen. Von traditionellen Meditationstechniken über moderne Digital Detox Strategien bis hin zu energetischen Reinigungsritualen - die folgenden Seiten zeigen auf, wie Sie Ihr inneres Gleichgewicht wiederherstellen und damit den Grundstein für natürliche Schönheit legen können.

> *„Meditation kann nachweislich Angstsymptome um bis zu 70% verringern."*

## 1. 3. 1. Meditation zur inneren Reinigung

Die Meditation zur inneren Reinigung ist ein kraftvolles Werkzeug, das uns hilft, mentale Klarheit zu erlangen und emotionale Balance wiederherzustellen [s26]. In unserer schnelllebigen Zeit, die oft von Stress und Reizüberflutung geprägt ist, bietet sie einen Weg zur bewussten Entschleunigung und tiefen Entspannung. Die Praxis basiert auf fokussiertem Atmen oder der Wiederholung bestimmter Wörter oder Phrasen, wodurch der Geist zur Ruhe kommt und belastende Gedanken sowie Gefühle reduziert werden können [s27]. Besonders bemerkenswert ist, dass Meditation nachweislich Angstsymptome um bis zu 70% verringern kann [s28]. Dies macht sie zu einem wertvollen Instrument im Rahmen ganzheitlicher Heilungsansätze.

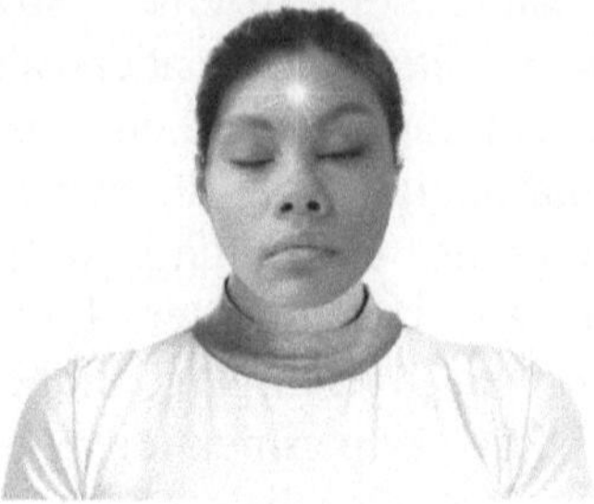

*Meditation* [i7]

Eine besonders effektive Technik zur energetischen Reinigung ist die Licht-Visualisierung. Hierbei setzen oder legen Sie sich an einen ruhigen Ort und schließen die Augen. Stellen Sie sich vor, wie helles, weißes Licht durch Ihren Kopf in den Körper eintritt. Lassen Sie dieses Licht langsam von Kopf bis Fuß durch Ihren Körper wandern, während es negative oder schwere Energien auflöst [s29]. Nach dieser Übung ist es wichtig, sich einige Momente Zeit zu nehmen, um die Wirkung wahrzunehmen und zu integrieren. Die Verbindung zur Natur spielt bei der meditativen Reinigung eine besondere Rolle. Das Meditieren in natürlicher Umgebung kann die Verbindung zu sich selbst vertiefen und die innere Balance maßgeblich unterstützen [s30]. Suchen Sie sich beispielsweise einen ruhigen Platz im Wald oder an einem See, wo Sie ungestört praktizieren können. Die natürlichen Geräusche wie Vogelgesang oder das Rauschen der Blätter können dabei helfen, noch tiefer in den meditativen Zustand einzutauchen. Ein weiterer wichtiger Aspekt ist die Verwendung von Mantras. Das Singen oder Hören dieser kraftvollen Klangformeln hat eine transformative Wirkung auf den Geist und fördert positive Gedankenmuster [s30]. Beginnen Sie beispielsweise mit einem einfachen "Om" oder wählen Sie ein Mantra, das Sie persönlich anspricht. Wiederholen Sie es für 10-15 Minuten in einem ruhigen, gleichmäßigen Rhythmus. Die regelmäßige Meditationspraxis unterstützt auch den Prozess der Selbstreflexion und hilft dabei, verborgene Aspekte des Unterbewusstseins ans Licht zu bringen [s31]. Dies kann anfangs herausfordernd sein, da verdrängte Emotionen oder Gedanken auftauchen können. Bleiben Sie dabei ein neutraler Beobachter und lassen Sie die Gedanken wie Wolken am Himmel vorüberziehen. Für Einsteiger empfiehlt sich zunächst eine geführte Meditation. Beginnen Sie mit kurzen Einheiten von 5-10 Minuten und steigern Sie die Dauer allmählich. Schaffen Sie sich einen festen Platz für Ihre Praxis und wählen Sie eine bequeme, aufrechte Sitzhaltung. Die Regelmäßigkeit ist dabei wichtiger als die Länge der einzelnen Sitzungen. Im Kontext der mentalen Entgiftung ist die Meditation besonders wertvoll, da sie hilft, Stress abzubauen und die Konzentrationsfähigkeit zu verbessern [s31]. Sie unterstützt zudem die Schlafqualität, was für den körperlichen und geistigen Regenerationsprozess von großer Bedeutung ist [s28]. Die Meditation zur inneren Reinigung sollte als individueller Prozess verstanden werden. Verschiedene Techniken können je nach persönlichen Bedürfnissen angepasst und kombiniert werden [s26]. Experimentieren Sie mit unterschiedlichen Ansätzen wie Atemfokussierung, Visualisierung oder geführten Meditationen, um herauszufinden, was für Sie am besten funktioniert [s28]. Als Teil eines integrativen Gesundheitsansatzes ergänzt die Meditation konventionelle medizinische Behandlungen auf sichere und effektive Weise [s27]. Sie schafft einen Raum für spirituelles Wachstum und unterstützt den natürlichen Heilungsprozess des Körpers. Die Kombination aus regelmäßiger Meditationspraxis und bewusster Lebensführung kann zu tiefgreifenden positiven Veränderungen führen und den Weg zu dauerhaftem innerem Frieden ebnen [s28].

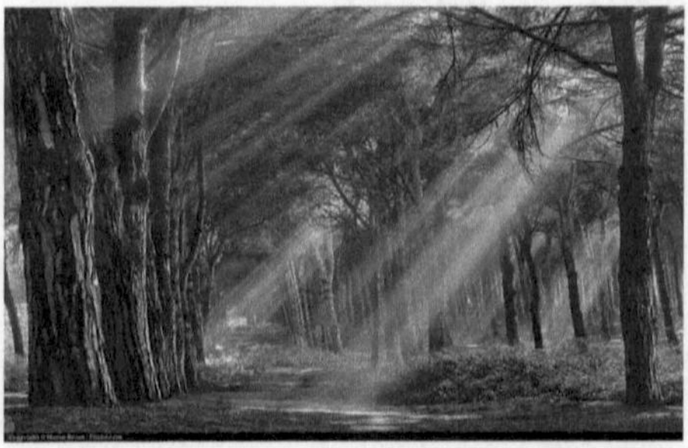

*Licht-Visualisierung* [i8]

**Glossar**

**Mantra**

Ein heiliges Wort oder eine Silbenfolge aus dem Sanskrit, die traditionell in der indischen Meditation verwendet wird. Die Schwingungen der Mantras sollen auf feinstofflicher Ebene harmonisierend wirken.

## 1. 3. 2. Digital Detox Strategien

In unserer zunehmend digitalisierten Welt wird ein bewusster Umgang mit Technologie immer wichtiger. Digital Detox, also eine gezielte Auszeit von digitalen Geräten, entwickelt sich zu einer essentiellen Strategie für mentales Wohlbefinden [s32]. Diese Form der digitalen Entgiftung hilft dabei, ein gesundes Gleichgewicht zwischen Online- und Offline-Leben wiederherzustellen und negative Auswirkungen übermäßiger Bildschirmzeit zu reduzieren. Die Anzeichen für die Notwendigkeit eines Digital Detox sind vielfältig. Wenn Sie Angstzustände verspüren, sobald Ihr Smartphone nicht in Reichweite ist, oder einen ständigen Drang haben, Ihre Nachrichten zu überprüfen, könnte dies auf ein ungesundes Verhältnis zur Technologie hinweisen [s33]. Besonders bei Jugendlichen kann übermäßige Smartphone-Nutzung zu ernsthaften gesundheitlichen Problemen führen, darunter Schlafstörungen, Rückenschmerzen und psychische Belastungen [s34].

Ein erfolgreicher Digital Detox beginnt mit kleinen, aber konsequenten Schritten. Starten Sie beispielsweise mit einer 15-minütigen handyfreien Zeit am Tag und steigern Sie diese Duration allmählich [s35]. Richten Sie in Ihrem Zuhause technikfreie Zonen ein, etwa das Schlafzimmer oder den Essbereich [s36]. Eine praktische Methode ist das "Parking Lot System": Schaffen Sie einen designierten Platz, wo alle Familienmitglieder ihre Geräte während gemeinsamer Aktivitäten "parken". Für die Umsetzung eines nachhaltigen Digital Detox ist es wichtig, alternative Aktivitäten zu entwickeln. Entdecken Sie alte oder neue Hobbys, die keine Bildschirme erfordern [s36]. Dies könnte das Lesen eines physischen Buches sein, Gartenarbeit, Kunsthandwerk oder Sport. Planen Sie regelmäßige "Unplugged-Weekends", an denen Sie bewusst offline gehen und sich auf direkte soziale Interaktionen konzentrieren. Die Kommunikation mit dem Umfeld spielt eine zentrale Rolle. Informieren Sie Ihre Kontakte über Ihre Digital Detox-Absichten [s35]. Dies reduziert nicht nur den sozialen Druck, ständig erreichbar sein zu müssen, sondern kann auch andere inspirieren, ihre eigene digitale Nutzung zu überdenken. Ein oft übersehener Aspekt ist der Einfluss digitaler Geräte auf unsere Schlafqualität. Etablieren Sie eine "digitale Schlafenszeit" - mindestens eine Stunde vor dem Zubettgehen sollten alle Bildschirme ausgeschaltet werden [s36]. Nutzen Sie diese Zeit für entspannende Routinen wie Meditation, leichte Dehnübungen oder das Führen eines analogen Tagebuchs. Die positiven Auswirkungen eines Digital

Detox sind wissenschaftlich belegt. Neben verbesserter Konzentration und reduziertem Stresslevel berichten viele Menschen von gesteigerter Kreativität und tieferen sozialen Verbindungen [s37]. Die Online-Kommunikation reduziert oft nonverbale Hinweise, was echte Empathie erschwert [s38]. Ein Digital Detox kann helfen, diese wichtigen zwischenmenschlichen Fähigkeiten wiederzuentdecken. Für Familien bietet ein gemeinsamer Digital Detox besondere Chancen. Etablieren Sie regelmäßige technikfreie Familienzeiten, etwa beim Abendessen oder während Wochenendausflügen [s34]. Entwickeln Sie gemeinsam kreative Alternativen zur Bildschirmunterhaltung, wie Brettspiele, gemeinsames Kochen oder Naturerkundungen. Dic Dauer eines Digital Detox kann individuell angepasst werden - von einem Tag bis zu mehreren Monaten [s39]. Wichtiger als die absolute Länge ist die Qualität der technikfreien Zeit und die nachhaltige Integration der gewonnenen Erkenntnisse in den Alltag. Führen Sie ein Reflexionstagebuch, um Ihre Fortschritte und Erkenntnisse festzuhalten [s33]. Beachten Sie, dass ein Digital Detox nicht bedeutet, Technologie vollständig aus dem Leben zu verbannen. Vielmehr geht es darum, eine bewusstere und ausgewogenere Beziehung zu digitalen Medien zu entwickeln [s32]. Setzen Sie sich realistische Ziele und passen Sie Ihre Strategien kontinuierlich an Ihre Bedürfnisse und Lebenssituation an.

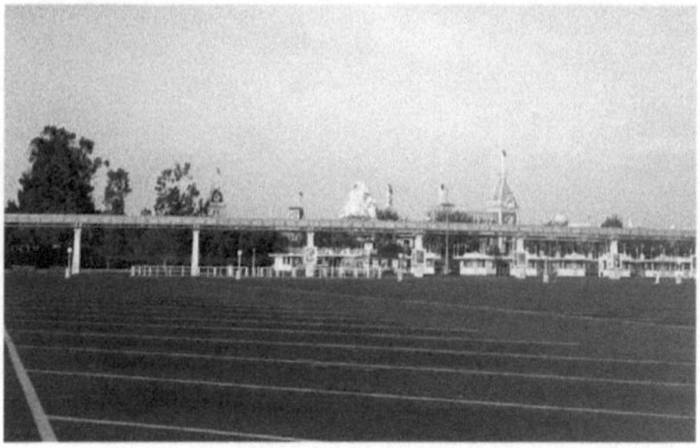

*Parking Lot System* [i9]

## Glossar

**Digital Detox**

Eine bewusste Auszeit von digitalen Medien und elektronischen Geräten, die darauf abzielt, die mentale Gesundheit zu verbessern und die Abhängigkeit von Technologie zu reduzieren. Kann von wenigen Stunden bis zu mehreren Wochen dauern.

**Parking Lot System**

Eine organisierte Methode zur temporären Aufbewahrung digitaler Geräte an einem festgelegten Ort, die hilft, technologiefreie Zeiten und Räume zu schaffen und die Selbstkontrolle zu fördern.

**Unplugged Weekend**

Ein Wochenende ohne digitale Geräte, bei dem der Fokus auf analogen Aktivitäten und persönlichen Begegnungen liegt. Hilft bei der Wiederherstellung natürlicher Biorhythmen und der Stärkung echter sozialer Bindungen.

## 1. 3. 3. Energetische Reinigung

Die energetische Reinigung ist ein ganzheitlicher Ansatz, der darauf abzielt, nicht nur den physischen Körper, sondern auch unsere feinstofflichen Energiesysteme von Belastungen zu befreien [s40]. Diese Praxis gewinnt in unserer modernen Zeit zunehmend an Bedeutung, da wir täglich verschiedensten energetischen Einflüssen ausgesetzt sind.

*Palo Santo* [i10]

Ein wesentlicher Aspekt der energetischen Reinigung ist die Schaffung eines heiligen Raums. Dies beginnt mit der bewussten Gestaltung der unmittelbaren Umgebung. Räumen Sie Ihr Zuhause regelmäßig auf und schaffen Sie Platz für neue Energien. Besonders effektiv ist das Räuchern mit traditionellen Kräutern wie Salbei oder Palo Santo. Öffnen Sie dabei die Fenster und visualisieren Sie, wie stagnierende Energien abfließen können [s40]. Die ayurvedische Tradition bietet mit panchakarma einen besonders tiefgreifenden Ansatz zur energetischen Reinigung. Diese jahrhundertealte Praxis umfasst fünf Haupttherapien, die individuell auf die persönliche Konstitution abgestimmt werden [s41]. Ein wichtiger Bestandteil ist dabei die Synchronisation mit den natürlichen Rhythmen des Körpers. Beginnen Sie den Tag beispielsweise mit einer Zungenreinigung und warmem Zitronenwasser, um den Stoffwechsel sanft anzuregen. Fußbäder haben sich als einfache aber effektive Methode zur energetischen Reinigung bewährt. Sie können diese mit Himalaya-Salz oder Apfelessig anreichern. Diese Praxis ist besonders wertvoll für Menschen mit chronischen Beschwerden oder Erschöpfungszuständen [s42]. Ein 20-minütiges Fußbad am Abend kann zudem die Schlafqualität verbessern und hilft beim Loslassen des Tages.

Die Traditionelle Chinesische Medizin betont die zentrale Rolle der Leber im energetischen System. Eine gestörte Leberenergie kann sich in emotionaler Unausgeglichenheit und körperlichen Beschwerden manifestieren [s43]. Unterstützen Sie Ihre Leberenergie durch sanfte Bewegungsübungen wie Qi Gong oder spezielle Meridian-Dehnungen. Integrieren Sie bitter schmeckende Kräuter wie Löwenzahn oder Artischocken in Ihre Ernährung. Ein oft unterschätzter Aspekt der energetischen Reinigung ist die Ernährung. Wählen Sie bewusst hochschwingende, lebendige Nahrungsmittel. Frisches Obst und Gemüse, Keimlinge und fermentierte Lebensmittel unterstützen den Reinigungsprozess auf natürliche Weise [s40]. Bereiten Sie Ihre Mahlzeiten achtsam zu und essen Sie in einer ruhigen, harmonischen Atmosphäre. Rituale spielen eine wichtige Rolle bei der energetischen Reinigung. Entwickeln Sie Ihre persönliche Morgen- oder Abendroutine. Dies könnte ein Reinigungsbad mit ätherischen Ölen, eine Meditation oder das Schreiben in einem Dankbarkeitstagebuch umfassen. Die Regelmäßigkeit dieser Praktiken ist dabei wichtiger als ihre Dauer oder Komplexität [s40]. Die Integration von Panchakarma-Prinzipien in den modernen Lebensstil kann transformativ wirken. Diese ayurvedische Praxis bietet Werkzeuge zur Bewältigung zeitgenössischer Herausforderungen und fördert ein tiefes Gefühl von Erneuerung und Vitalität [s41]. Beginnen Sie beispielsweise mit einer sanften Selbstmassage (abhyanga) vor dem Duschen, um das Lymphsystem zu aktivieren und die Körperenergie zu harmonisieren. Vor Beginn intensiverer Reinigungspraktiken ist es ratsam, sich mit qualifizierten Therapeuten zu beraten, besonders wenn Sie Medikamente einnehmen oder unter chronischen Erkrankungen leiden [s43]. Ein professionell begleiteter Prozess kann Ihnen helfen, die für Sie passenden Methoden zu finden und mögliche Risiken zu minimieren.

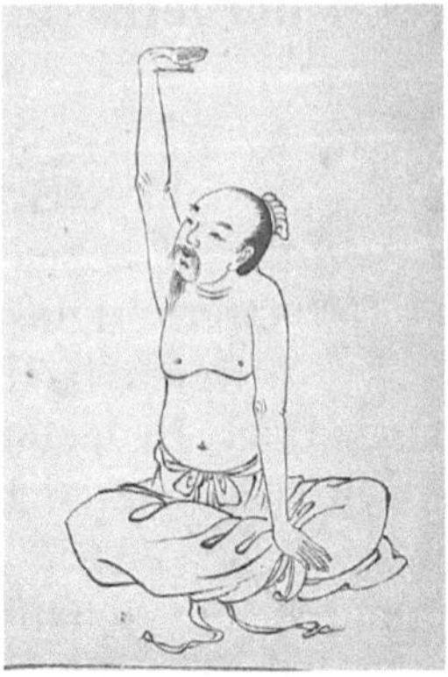

*Qi Gong* [i11]

**Zusammenfassung - 1. 3. Mentale Entgiftung**

- Meditation kann Angstsymptome nachweislich um bis zu 70% reduzieren
- Die Licht-Visualisierung ist eine effektive Technik zur energetischen Reinigung, bei der weißes Licht durch den Körper visualisiert wird
- Mantras haben eine transformative Wirkung auf den Geist und fördern positive Gedankenmuster
- Digital Detox reduziert nachweislich Schlafstörungen, Rückenschmerzen und psychische Belastungen bei Jugendlichen
- Das "Parking Lot System" schafft designierte Plätze zum "Parken" von Geräten während gemeinsamer Aktivitäten
- Online-Kommunikation reduziert nonverbale Hinweise und erschwert echte Empathie
- Palo Santo und Salbei werden traditionell zur energetischen Raumreinigung verwendet
- Panchakarma umfasst fünf Haupttherapien zur tiefgreifenden energetischen Reinigung
- Die Traditionelle Chinesische Medizin sieht die Leber als zentrales Organ im energetischen System
- Abhyanga, die ayurvedische Selbstmassage, aktiviert das Lymphsystem und harmonisiert die Körperenergie

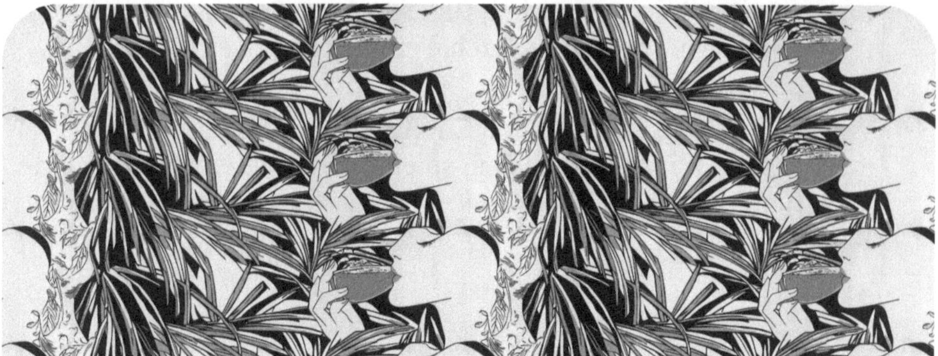

**Rückblick - 1. Ganzheitliche Entgiftung für strahlende Schönheit**

- Heilkräuter wie Mariendistel und Löwenzahn unterstützen nachweislich die Entgiftungsfunktion der Leber durch spezifische Pflanzenstoffe wie Polysaccharide und Polyphenole.
- Die ayurvedische Panchakarma-Kur umfasst fünf Hauptreinigungsverfahren und kann Angstsymptome um bis zu 70% reduzieren.
- Basische Körperpflege mit einem pH-Wert zwischen 8,0 und 8,5 unterstützt die natürliche Entgiftungsfunktion der Haut als größtes Ausscheidungsorgan.
- Die Kombination von Tonerde-Masken mit Alpha-Hydroxysäuren verstärkt die reinigende und hautverbessernde Wirkung.
- Entgiftende Ölmassagen wie Abhyanga und Garshana aktivieren das Lymphsystem und fördern die Ausleitung von Giftstoffen über die Haut.
- Natürliche Haarspülungen mit Hibiskus regulieren den pH-Wert der Kopfhaut und können das Waschintervall auf 4-5 Tage verlängern.
- Meditation reduziert nachweislich Stresshormone und unterstützt die mentale Entgiftung durch fokussierte Atemtechniken und Visualisierungen.
- Digital Detox mit dem "Parking Lot System" hilft, technikfreie Zonen zu schaffen und die Abhängigkeit von digitalen Geräten zu reduzieren.
- Energetische Reinigung durch Räuchern mit Palo Santo und regelmäßige Qi Gong Übungen harmonisiert die feinstofflichen Energiesysteme.
- Während diese ganzheitlichen Entgiftungsmethoden bereits erstaunliche Wirkungen zeigen, spielt die richtige Ernährung eine noch fundamentalere Rolle - wie genau, erfahren Sie im nächsten Kapitel.

## 2. Ernährung als Schlüssel zur Entgiftung

In einer Zeit, in der wir täglich mit Umweltgiften, Stress und unausgewogener Ernährung konfrontiert werden, gewinnt die gezielte Entgiftung des Körpers zunehmend an Bedeutung. Doch welche Rolle spielt dabei eigentlich unsere Ernährung? Können bestimmte Lebensmittel tatsächlich die körpereigenen Entgiftungsprozesse unterstützen? Die Antwort liegt in der erstaunlichen Fähigkeit bestimmter Nahrungsmittel, die Funktionen unserer Entgiftungsorgane zu optimieren. Von den entgiftenden Eigenschaften der Mikroalgen über die therapeutische Wirkung von Heilpilzen bis hin zu der reinigenden Kraft von Wildkräutern – die Natur bietet ein breites Spektrum an Möglichkeiten, unseren Körper bei seinen natürlichen Reinigungsprozessen zu unterstützen. Besonders interessant ist dabei die Frage, wie sich diese verschiedenen Nahrungsmittel optimal kombinieren lassen. Welche Zubereitungsarten erhalten die wertvollen Inhaltsstoffe? Und wie lassen sich diese Erkenntnisse praktisch in den Alltag integrieren? Die folgenden Seiten bieten einen fundierten Einblick in die Wissenschaft der nutritiven Entgiftung und zeigen auf, wie Sie mit der richtigen Ernährung aktiv zu Ihrer Gesundheit beitragen können.

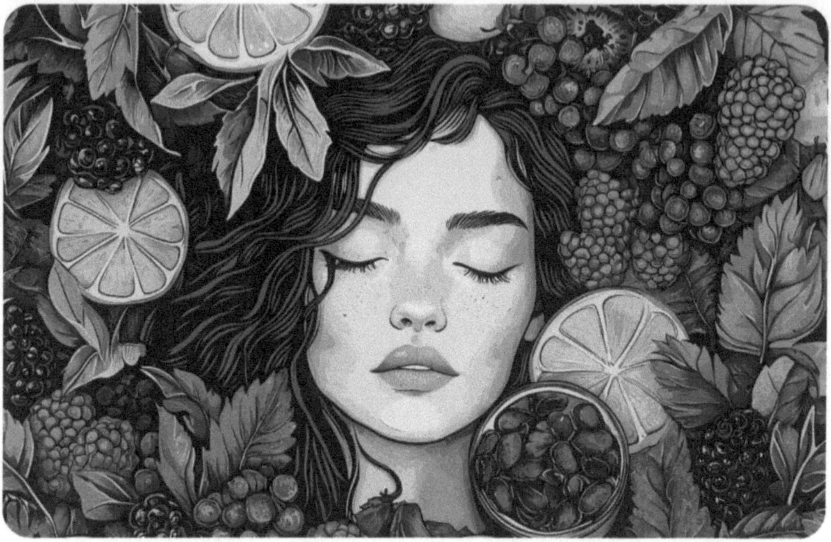

## 2. 1. Superfoods und ihre Wirkung

In einer Zeit, in der wir täglich mit verschiedensten Umweltbelastungen konfrontiert werden, gewinnt die gezielte Aufnahme nährstoffreicher Lebensmittel zunehmend an Bedeutung. Doch welche Nahrungsmittel können uns dabei helfen, Giftstoffe effektiv auszuleiten und gleichzeitig unsere Gesundheit zu unterstützen? Wie können wir diese optimal in unseren Alltag integrieren, ohne dabei auf Geschmack und Praktikabilität zu verzichten? Die Antwort liegt in der faszinierenden Welt der Superfoods - Lebensmittel, die sich durch ihre außergewöhnlich hohe Nährstoffdichte und ihre spezifischen gesundheitsfördernden Eigenschaften auszeichnen. Von mikroskopisch kleinen Algen über traditionelle Heilpilze bis hin zu heimischen Wildkräutern bietet die Natur ein breites Spektrum an Unterstützung für unsere körpereigenen Entgiftungsprozesse. Die wissenschaftliche Forschung der letzten Jahre hat dabei immer wieder neue, erstaunliche Erkenntnisse über die Wirkungsweise dieser natürlichen Entgiftungshelfer hervorgebracht. Lassen Sie uns gemeinsam erkunden, wie diese Superfoods unsere Gesundheit auf vielfältige Weise unterstützen können.

> *„Chlorella kann durch ihren hohen Chlorophyllgehalt Giftstoffe bereits im Darm binden und deren Aufnahme in den Körper verhindern.“*

## 2. 1. 1. Chlorella und Spirulina

Chlorella und Spirulina gehören zu den effektivsten natürlichen Entgiftungsmitteln und haben sich als wahre Kraftpakete in der modernen Ernährung etabliert. Diese mikroskopisch kleinen Algen beeindrucken durch ihre außergewöhnlich hohe Nährstoffdichte und vielfältigen gesundheitlichen Vorteile [s44].

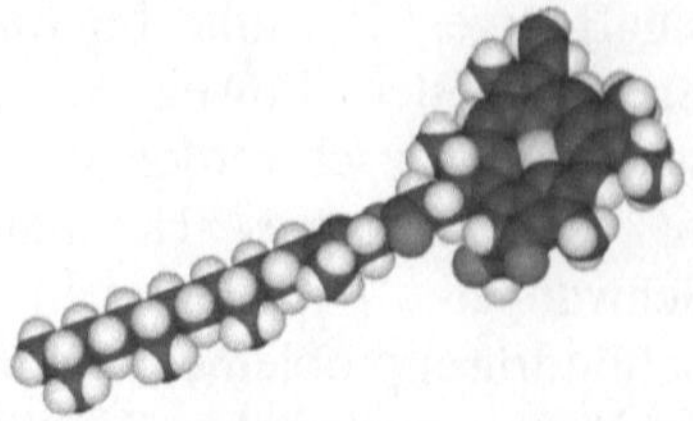

*Chlorophyll* [i12]

Chlorella, eine einzellige grüne Süßwasseralge, zeichnet sich besonders durch ihre bemerkenswerte Fähigkeit aus, Schwermetalle wie Quecksilber, Cadmium und Arsen aus dem Körper zu binden und auszuleiten [s45]. Diese Eigenschaft macht sie zu einem wertvollen Begleiter in unserer zunehmend toxinbelasteten Umwelt. Der hohe Chlorophyllgehalt spielt dabei eine zentrale Rolle, da seine chemische Struktur es ermöglicht, Giftstoffe bereits im Darm zu binden und deren Aufnahme in den Körper zu verhindern [s45]. Spirulina, ihre blau-grüne Verwandte, brilliert hingegen mit einem außergewöhnlich hohen Proteingehalt und einer beeindruckenden B-Vitamin-Konzentration, insbesondere B12 [s46]. Dies macht sie besonders wertvoll für Menschen, die sich pflanzlich ernähren. Um die positiven Effekte optimal zu nutzen, empfiehlt es sich, morgens mit einer kleinen Dosis von 1-2 Gramm zu beginnen und diese über mehrere Wochen langsam zu steigern [s47]. Beide Algenarten sind wahre Nährstoffbomben: Sie enthalten eine Vielzahl von Vitaminen (A, B-Komplex, C, E, K), Mineralien (Eisen, Magnesium, Kalzium), Ballaststoffen und antioxidantien [s48]. Besonders interessant ist ihre synergetische Wirkung - die Kombination beider Algen kann die einzelnen positiven Effekte noch verstärken [s44]. Für die praktische Anwendung eignen sich verschiedene Darreichungsformen: Als Pulver lassen sich die Algen hervorragend in Smoothies integrieren - beispielsweise mit einem Teelöffel Pulver, gemischt mit Banane, Apfel und etwas Zitronensaft, um den charakteristischen Geschmack abzumildern. Alternativ sind auch Tabletten oder Kapseln erhältlich, die besonders für Einsteiger oder Menschen mit sensiblem Geschmacksempfinden geeignet sind [s47]. Die Unterstützung der Lebergesundheit ist ein weiterer bedeutender Aspekt: Beide Algen können die Leber bei ihrer wichtigen Entgiftungsfunktion unterstützen und vor oxidativem Stress schützen [s48]. Dies ist besonders relevant in Zeiten erhöhter Toxinbelastung oder nach den Feiertagen. Ein sanfter Einstieg in eine Entgiftungskur könnte so aussehen: Morgens auf nüchternen Magen ein Glas warmes Wasser mit einem halben Teelöffel Algenpulver, gefolgt von einer ausgewogenen Ernährung über den Tag. Beachtenswert sind auch die positiven Auswirkungen auf Herz-Kreislauf-System und Stoffwechsel: Beide Algen können zur Regulierung von Cholesterinwerten und Blutdruck beitragen [s49]. Für eine optimale Wirkung empfiehlt sich eine regelmäßige, langfristige Einnahme im Rahmen einer ausgewogenen Ernährung. Wichtig ist jedoch der Hinweis auf mögliche Nebenwirkungen: Zu Beginn können Verdauungsbeschwerden wie Übelkeit oder Durchfall auftreten [s47]. Daher ist ein langsames Herantasten an die gewünschte Dosierung ratsam. Schwangere, Menschen mit Autoimmunerkrankungen oder Schilddrüsenproblemen sollten vor der Einnahme ärztlichen Rat einholen [s49]. Ein praktischer Tipp für die Integration in den Alltag: Bereiten Sie sich am Wochenende portionierte Smoothie-Pakete vor, die Sie einfrieren können. So haben Sie morgens eine schnelle, nährstoffreiche Basis, der Sie nur noch das Algenpulver und Flüssigkeit hinzufügen müssen. Die pH-Wert-regulierende Wirkung beider Algen macht sie zusätzlich wertvoll für eine ausgewogene Körperchemie [s44]. Dies kann besonders bei stress- oder ernährungsbedingter Übersäuerung hilfreich sein. Ein ausgewogener pH-Wert unterstützt zahlreiche Körperfunktionen und kann zur allgemeinen Gesundheit beitragen.

## 2. 1. 2. Heilpilze zur Entgiftung

Heilpilze gehören zu den ältesten Heilmitteln der Menschheit und werden seit fast 6000 Jahren therapeutisch genutzt [s50]. Ihre beeindruckende Wirkung bei der Entgiftung des Körpers macht sie zu einem wertvollen Bestandteil moderner Detox-Programme. Besonders ihre adaptogenen Eigenschaften, die dem Körper helfen, sich an verschiedene Stressoren anzupassen und die innere Balance wiederherzustellen, machen sie zu effektiven Entgiftungshelfern [s51].

Die wichtigsten Heilpilze für die Entgiftung sind Reishi, Cordyceps, Lion's Mane und Maitake. Jeder dieser Pilze bringt dabei seine spezifischen Vorteile mit. Reishi beispielsweise unterstützt nicht nur das Immunsystem, sondern hilft auch bei der Stressreduktion, was für erfolgreiche Entgiftungsprozesse essentiell ist [s52]. Ein praktischer Tipp für den Alltag: Beginnen Sie den Tag mit einer Tasse Reishi-Tee, um Ihren Körper sanft bei der Entgiftung zu unterstützen. Besonders bemerkenswert ist die Vielfalt der bioaktiven Substanzen in Heilpilzen. Sie enthalten wertvolle Polysaccharide, die entzündungshemmend und immunstimulierend wirken [s53]. Die enthaltenen Antioxidantien, darunter phenolische Verbindungen, Indolverbindungen und Carotinoide, spielen eine zentrale Rolle beim Schutz vor oxidativem Stress und unterstützen aktiv die körpereigenen Entgiftungsprozesse [s54]. Ein besonderer Fokus liegt auf der nierenunterstützenden Wirkung der Heilpilze. Studien haben gezeigt, dass bestimmte Pilzextrakte die Nierenfunktion verbessern können, indem sie Entzündungen reduzieren und die Filterfunktion der Nieren unterstützen [s55]. Für eine optimale Nierenentgiftung empfiehlt sich eine Kombination aus Heilpilzen und

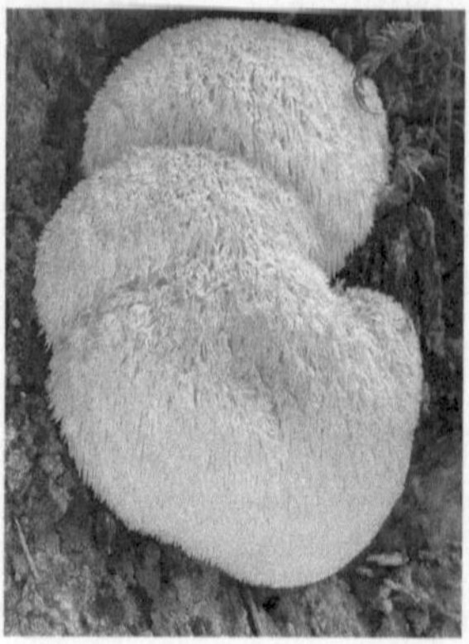

*Lion's Mane* [i13]

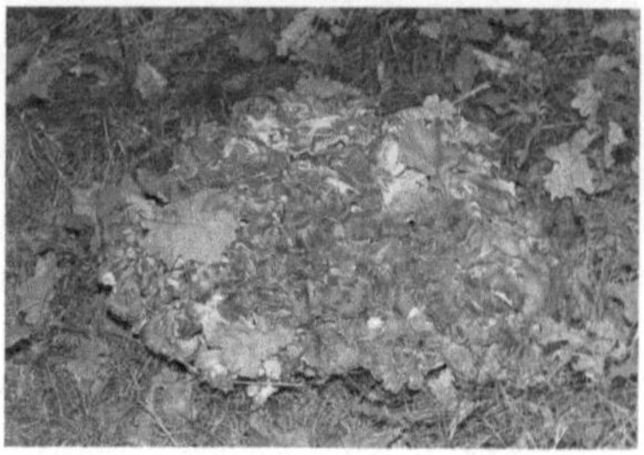

*Maitake* [i14]

ausreichender Flüssigkeitszufuhr - idealerweise 2-3 Liter reines Wasser täglich. Die praktische Anwendung von Heilpilzen ist vielfältig und kann leicht in den Alltag integriert werden. Sie sind als Pulver, Kapseln oder Extrakte erhältlich [s50]. Ein bewährtes Rezept für einen entgiftenden Morgentrank: Mischen Sie einen halben Teelöffel Heilpilzpulver mit warmem Wasser und einem Spritzer Zitrone. Für Einsteiger empfiehlt sich das schrittweise Herantasten an die optimale Dosierung. Die adaptogenen Eigenschaften der Heilpilze unterstützen den Körper dabei, sich an verschiedene Stressfaktoren anzupassen und die innere Homöostase aufrechtzuerhalten [s51]. Dies ist besonders wichtig während einer Entgiftungskur, da der Körper dabei verschiedenen Belastungen ausgesetzt ist. Ein ausgewogenes Entgiftungsprogramm könnte so aussehen: Morgens Heilpilz-Tee, mittags eine Portion frisches Gemüse mit Heilpilzpulver und abends eine entspannende Tasse Reishi-Tee. Cordyceps wird besonders für seine energiesteigernden Eigenschaften geschätzt [s52]. Dies macht ihn zu einem idealen Begleiter während einer Entgiftungskur, die manchmal mit Müdigkeit einhergehen kann. Ein praktischer Tipp: Nehmen Sie Cordyceps am besten morgens oder mittags ein, um von der energetisierenden Wirkung optimal zu profitieren. Lion's Mane unterstützt mit seinen neuroprotektiven Eigenschaften die kognitive Funktion [s52], was während einer Entgiftungsphase besonders wertvoll sein kann, da Entgiftungsprozesse manchmal mit mentaler Müdigkeit einhergehen können. Kombinieren Sie Lion's Mane idealerweise mit einer omega-3-reichen Ernährung für optimale Gehirnunterstützung. Für eine ganzheitliche Entgiftung empfiehlt sich eine Kur von mindestens 6-8 Wochen. Beginnen Sie mit kleinen Dosen und steigern Sie diese langsam. Achten Sie dabei besonders auf die Signale Ihres Körpers und passen Sie die Dosierung entsprechend an. Ein Entgiftungstagebuch kann dabei helfen, Fortschritte und eventuelle Reaktionen zu dokumentieren. Die Kombination verschiedener Heilpilze kann ihre jeweiligen Wirkungen verstärken. Allerdings sollten Sie vor Beginn einer Pilz-gestützten Entgiftungskur Rücksprache mit einem qualifizierten Therapeuten halten, besonders wenn Sie Medikamente einnehmen oder unter chronischen Erkrankungen leiden.

## Glossar

**Cordyceps**
Ein in Tibet heimischer Heilpilz, der auf Raupen wächst und in der traditionellen chinesischen Medizin als 'Raupenpilz' bezeichnet wird

**Homöostase**
Das Gleichgewicht der körpereigenen Regelkreise und Systeme, das für die Aufrechterhaltung eines stabilen inneren Milieus sorgt

**Lion's Mane**
Ein essbarer Heilpilz (Hericium erinaceus), auch 'Igelstachelbart' genannt, der äußerlich an eine weiße Löwenmähne erinnert

**Maitake**
Ein in Japan beheimateter Heilpilz (Grifola frondosa), auch als 'tanzender Pilz' bekannt, der am Fuße von Eichen und anderen Laubbäumen wächst

**Reishi**
Ein asiatischer Heilpilz (Ganoderma lucidum), auch bekannt als 'Glänzender Lackporling', der seit über 4000 Jahren in der traditionellen Medizin verwendet wird

## 2. 1. 3. Wildkräuter und Mikrogrün

Wildkräuter und Mikrogrün haben sich als wahre Nährstoffwunder in der modernen Ernährung etabliert. Diese oft unterschätzten Pflanzen bieten eine beeindruckende Vielfalt an gesundheitsfördernden Eigenschaften und können effektiv in eine Detox-Kur integriert werden [s56]. Besonders bemerkenswert ist die hohe Nährstoffdichte von Mikrogrün, den jungen Sprösslingen verschiedener Pflanzen. Rucola-Mikrogrün beispielsweise enthält ein Vielfaches der Nährstoffe der ausgewachsenen Pflanze und unterstützt aktiv die Entgiftungsprozesse des Körpers. Die enthaltenen Glucosinolate regen die Produktion von Entgiftungsenzymen in der Leber an [s56]. Ein praktischer Tipp für den Alltag: Ziehen Sie Ihr eigenes Rucola-Mikrogrün auf der Fensterbank - nach etwa 7-10 Tagen können Sie die ersten zarten Sprossen ernten. Wildkräuter wie Sauerampfer bereichern nicht nur geschmacklich unsere Ernährung, sondern bringen auch wichtige gesundheitliche Vorteile mit sich. Die enthaltenen antioxidantien und entzündungshemmenden Substanzen unterstützen die körpereigenen Entgiftungsprozesse und fördern die Herzgesundheit [s57]. Ein einfacher Weg, Sauerampfer in den Alltag zu integrieren: Fügen Sie einige frische Blätter Ihrem morgendlichen Smoothie hinzu oder verfeinern Sie Salate damit. Koriander hat sich als besonders effektiv bei der Ausleitung von Schwermetallen erwiesen [s56]. Seine entgiftende Wirkung macht ihn zu einem wertvollen Bestandteil jeder Detox-Kur. Um die Wirkung optimal zu nutzen, können Sie täglich einen kleinen Smoothie aus frischem Koriander, Apfel und Zitrone zubereiten. Grünkohl, sowohl als ausgewachsene Pflanze als auch als Mikrogrün, ist ein wahres Kraftpaket an Nährstoffen. Seine entgiftenden Eigenschaften unterstützen nicht nur die innere Reinigung, sondern fördern auch die Gesundheit von Haut und Haar [s56]. Ein praktischer Zubereitungstipp: Massieren Sie rohe Grünkohlblätter mit etwas Olivenöl und Zitronensaft, um sie zarter und bekömmlicher zu machen. Kapuzinerkresse, die oft als Zierpflanze unterschätzt wird, bietet beeindruckende antibakterielle Eigenschaften und unterstützt die Heilung von Hautverletzungen [s56]. Die Blüten und Blätter können frisch in Salaten verwendet werden oder als Tee aufgegossen werden.

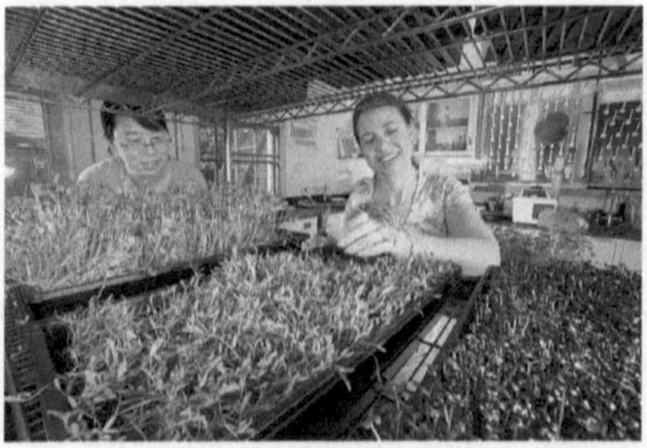

*Mikrogrün* [i15]

Radieschen-Mikrogrün hat sich als natürliches Diuretikum bewährt und unterstützt die Entgiftung über die Nieren [s56]. Besonders effektiv ist die Kombination mit anderen entgiftenden Kräutern wie Koriander oder Brunnenkresse. Ein praktischer Anbautipp: Radieschen-Mikrogrün lässt sich das ganze Jahr über auf der Fensterbank ziehen und ist bereits nach 5-7 Tagen erntereif. Für eine optimale Entgiftungswirkung empfiehlt sich eine Kombination verschiedener Wildkräuter und Mikrogrün-Sorten. Ein bewährter Detox-Salat könnte beispielsweise aus Rucola-Mikrogrün, frischem Koriander, Sauerampfer und Kapuzinerkresseblüten bestehen, verfeinert mit einem Dressing aus kaltgepresstem Olivenöl und Zitronensaft. Die Integration von Wildkräutern und Mikrogrün in den Alltag sollte schrittweise erfolgen. Beginnen Sie mit kleinen Mengen und steigern Sie diese langsam, um Ihrem Körper Zeit zur Anpassung zu geben. Ein Ernährungstagebuch kann dabei helfen, positive Veränderungen zu dokumentieren. Für die Selbstversorgung mit Mikrogrün benötigen Sie lediglich Bio-Saatgut, flache Schalen mit Drainagelöchern und geeignetes Substrat. Die Ernte erfolgt, sobald die ersten echten Blätter erscheinen. Wildkräuter können entweder selbst gesammelt (mit entsprechender Artenkenntnis) oder auf dem Balkon angebaut werden. Beachten Sie bei der Wildkräutersammlung unbedingt die richtige Identifikation der Pflanzen und sammeln Sie nur an unbelasteten Standorten. Im Zweifelsfall ist der Anbau im eigenen Garten oder der Kauf bei vertrauenswürdigen Händlern die sicherere Alternative.

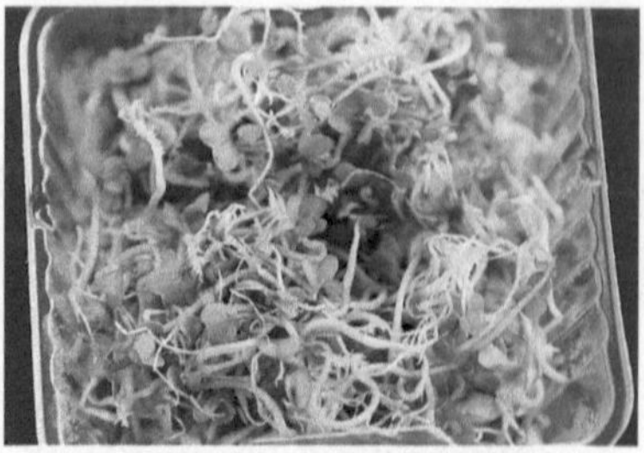

*Radieschen-Mikrogrün* [i16]

**Zusammenfassung - 2. 1. Superfoods und ihre Wirkung**

- Chlorella und Spirulina können Schwermetalle wie Quecksilber, Cadmium und Arsen aus dem Körper binden und ausleiten.
- Spirulina enthält eine außergewöhnlich hohe B12-Konzentration, was sie besonders wertvoll für Veganer macht.
- Die Kombination beider Algen verstärkt ihre positiven Effekte durch synergistische Wirkung.
- Heilpilze werden seit fast 6000 Jahren therapeutisch genutzt und besitzen adaptogene Eigenschaften.
- Reishi unterstützt nicht nur das Immunsystem, sondern hilft auch bei der Stressreduktion und Entgiftung.
- Cordyceps wird für seine energiesteigernden Eigenschaften während Entgiftungskuren geschätzt.
- Lion's Mane besitzt neuroprotektive Eigenschaften und unterstützt die kognitive Funktion während der Entgiftung.
- Rucola-Mikrogrün enthält ein Vielfaches der Nährstoffe der ausgewachsenen Pflanze.
- Koriander hat sich als besonders effektiv bei der Ausleitung von Schwermetallen erwiesen.
- Kapuzinerkresse bietet antibakterielle Eigenschaften und unterstützt die Heilung von Hautverletzungen.
- Radieschen-Mikrogrün wirkt als natürliches Diuretikum und unterstützt die Entgiftung über die Nieren.

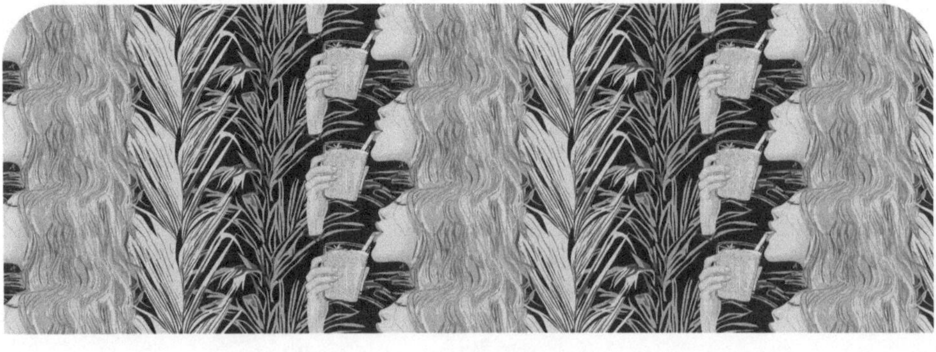

## 2. 2. Detox-Getränke

In einer Zeit, in der wir täglich verschiedensten Umweltbelastungen ausgesetzt sind, gewinnt die Frage nach effektiven und natürlichen Entgiftungsmöglichkeiten zunehmend an Bedeutung. Wie können wir unseren Körper dabei unterstützen, Schadstoffe auszuleiten und gleichzeitig unsere Gesundheit fördern? Welche Rolle spielen dabei speziell konzipierte Getränke? Die Wissenschaft zeigt, dass bestimmte Getränke die körpereigenen Entgiftungsmechanismen nachweislich unterstützen können. Von grünen Smoothies über traditionelle Teemischungen bis hin zu Gewürzwasser – jedes dieser Getränke bietet spezifische Vorteile für unterschiedliche Aspekte der Entgiftung. Dabei stellt sich die Frage: Welche Kombinationen sind besonders effektiv und wie lassen sie sich optimal in den Alltag integrieren? Die folgenden Abschnitte beleuchten evidenzbasierte Ansätze zur Entgiftung durch verschiedene Getränke und zeigen auf, wie Sie deren Potenzial für Ihre persönlichen Gesundheitsziele nutzen können.

> *„Grüne Smoothies sind nährstoffreicher als reine Säfte, da das gesamte Fruchtfleisch und die Schalen der verwendeten Zutaten erhalten bleiben."*

## 2. 2. 1. Grüne Smoothies zur Entgiftung

Grüne Smoothies haben sich als effektive Unterstützung für natürliche Entgiftungsprozesse im Körper etabliert. Sie kombinieren die kraftvollen Eigenschaften von Blattgemüse, Früchten und weiteren gesundheitsfördernden Zutaten zu einem nährstoffreichen Getränk [s58]. Die besondere Wirksamkeit dieser Smoothies basiert auf ihrer einzigartigen Zusammensetzung, die gezielt die körpereigenen Entgiftungsmechanismen unterstützt.
Ein wesentlicher Vorteil grüner Smoothies liegt in ihrer Nährstoffdichte, da das gesamte Fruchtfleisch und die Schalen der verwendeten Zutaten erhalten bleiben [s59]. Dies macht sie zu einer deutlich wertvolleren Option als reine Säfte. Für eine optimale Entgiftungswirkung sollten bestimmte Schlüsselzutaten kombiniert werden: Zitronen und Limetten regulieren den Säure-Basen-Haushalt, während Koriander bei der Ausleitung von Schwermetallen hilft. Fenchel aktiviert die Antioxidantien in der Leber, und Wassermelone unterstützt die Reinigung von Leber und Nieren [s60].

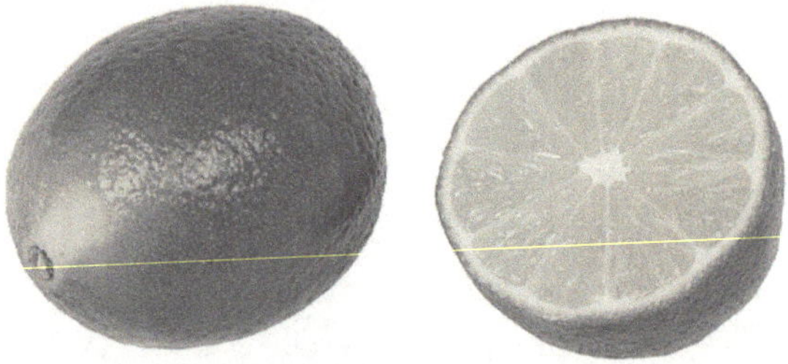

*Limetten* [i17]

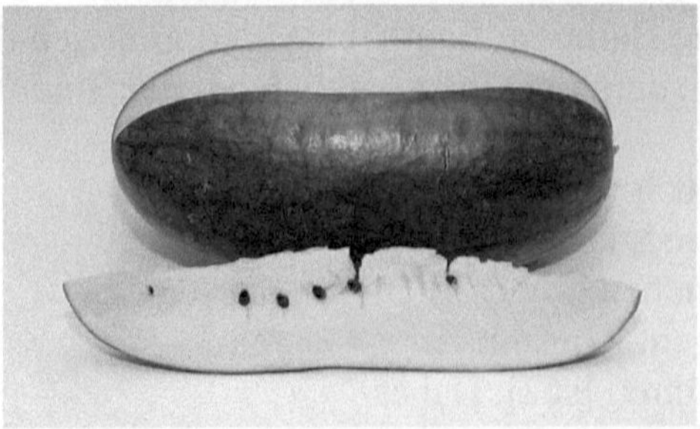

*Wassermelone* [i18]

Für einen effektiven Detox-Smoothie empfiehlt sich folgende Grundrezeptur: Kombinieren Sie Kokoswasser als Basis mit Ananas, Babyspinat, Grapefruit und einem Stück Ingwer [s61]. Diese Kombination fördert nicht nur die Entgiftung, sondern unterstützt auch die Hautgesundheit und liefert wichtige Antioxidantien.

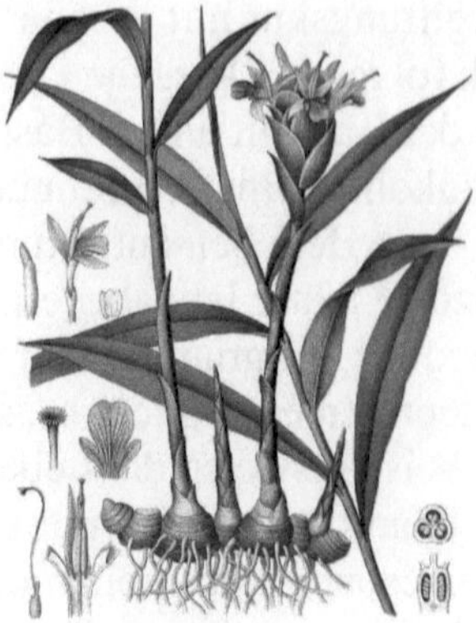

*Ingwer* [i19]

Bei der Zubereitung sollte beachtet werden, dass ein ausgewogenes Verhältnis zwischen grünen Blättern und Früchten wichtig ist. Ein praktischer Tipp ist es, mit einem Verhältnis von 60% Grünzeug zu 40% Früchten zu beginnen und dies nach persönlicher Präferenz anzupassen. Besonders wertvoll sind dabei Kombinationen aus Grünkohl, der reich an chlorophyll ist, mit entgiftungsfördernden Kräutern wie Löwenzahnblättern und Brunnenkresse [s60]. Die Ballaststoffe in grünen Smoothies spielen eine zentrale Rolle bei der Entgiftung, da sie die

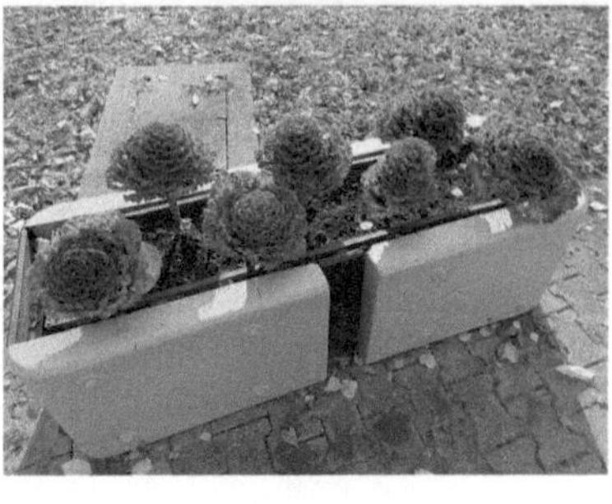

*Grünkohl* [i20]

Darmgesundheit fördern und für ein länger anhaltendes Sättigungsgefühl sorgen [s59]. Um die Ballaststoffaufnahme zu optimieren, können Äpfel hinzugefügt werden, deren Pektin zusätzlich bei der Bindung von Toxinen hilft [s60].

Allerdings gibt es auch wichtige Vorsichtsmaßnahmen zu beachten: Der hohe Oxalatgehalt in manchen grünen Blättern kann bei übermäßigem Konsum zu Nierenproblemen führen [s62]. Daher empfiehlt es sich, die Zutaten zu variieren und nicht täglich die gleichen oxalatreichen Pflanzen zu verwenden. Für eine effektive Entgiftungskur mit grünen Smoothies hat sich folgendes Vorgehen bewährt: Beginnen Sie den Tag mit einem Basis-Smoothie aus Grünkohl, Spinat, Apfel und Zitrone. Fügen Sie nach Belieben entgiftungsfördernde Zusätze wie Ingwer oder Koriander hinzu. Wichtig ist dabei eine ausreichende Flüssigkeitszufuhr, die durch das Smoothie-Programm unterstützt wird [s58]. Die Anpassungsfähigkeit der Rezepturen ermöglicht es, spezifische Entgiftungsziele zu verfolgen. Möchten Sie beispielsweise die Leberentgiftung unterstützen, können Sie gezielt Rote Beete und grünen Tee integrieren. Für eine verbesserte Hautentgiftung eignen sich besonders Kombinationen mit Avocado und antioxidantienreichen Beeren [s60]. Ein praktischer Tipp für die Zubereitung ist das Vorbereiten von Smoothie-Paketen: Portionieren Sie die gewünschten Zutaten in wiederverschließbare Gefrierbeutel vor und frieren Sie diese ein. So haben Sie morgens alle Komponenten griffbereit und können schnell einen frischen Detox-Smoothie zubereiten. Die regelmäßige Integration grüner Smoothies in den Ernährungsplan kann nicht nur die Entgiftung unterstützen, sondern auch zur allgemeinen Gesundheit beitragen. Sie liefern essenzielle Nährstoffe für die Zellregeneration und unterstützen die optimale Funktion des Körpers [s58]. Dabei ist es wichtig, sie als Teil einer ausgewogenen Ernährung zu betrachten und nicht als alleinige Wunderwaffe zur Entgiftung.

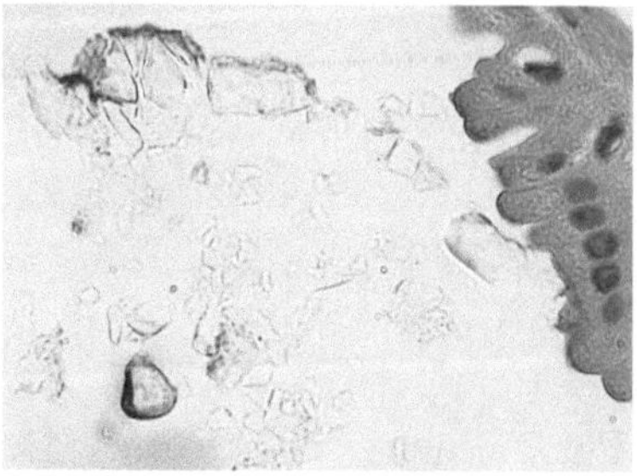

*Oxalat* [i21]

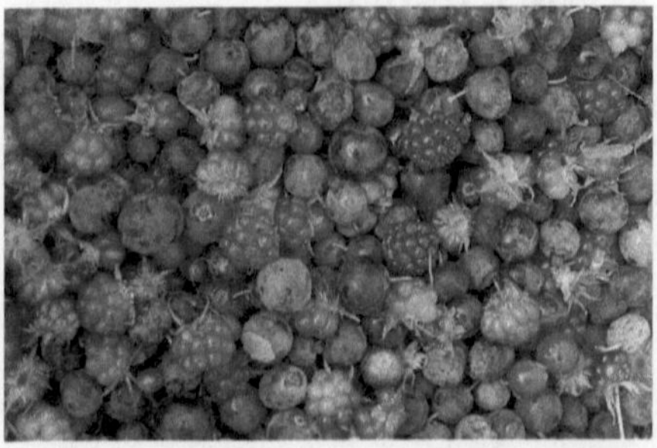

*antioxidantienreiche Beeren* [i22]

## 2. 2. 2. Heilende Teemischungen

Heilende Teemischungen sind ein Schlüsselelement in der natürlichen Entgiftung und bieten eine sanfte, aber effektive Möglichkeit, den Körper bei seinen Reinigungsprozessen zu unterstützen. Die Kunst der Teezubereitung verbindet dabei traditionelles Wissen mit modernen Erkenntnissen über die Wirkung verschiedener Kräuter und Pflanzen [s63]. Besonders wertvoll sind die unterschiedlichen Teesorten mit ihren spezifischen Eigenschaften. Grüner Tee beispielsweise zeichnet sich durch seinen hohen Anteil an antioxidantien aus und eignet sich hervorragend als gesunde Alternative zu zuckerhaltigen Getränken [s64]. Für die abendliche Entspannung empfiehlt sich hingegen Rooibos, der nicht nur koffeinfrei ist, sondern ebenfalls reich an Antioxidantien ist und damit eine ausgezeichnete Alternative zu schwarzem Tee darstellt [s64]. Ein besonders effektives Detox-Teerezept kombiniert Zitronenverbene mit frischer Minze und einem Teelöffel Honig. Diese Mischung bietet eine sanfte Zitrusnote ohne die Säure von frischen Zitronen und unterstützt gleichzeitig die Entgiftungsprozesse des Körpers [s65]. Für eine intensivere Reinigungswirkung kann die Grundmischung mit weiteren entgiftenden Kräutern wie Rotklee ergänzt werden, der traditionell zur Stimulation der Leberaktivität eingesetzt wird [s64]. Die Wirksamkeit von Kräutertees basiert auf der synergetischen Wirkung verschiedener Pflanzeninhaltsstoffe. Eine ausgewogene Mischung kann dabei helfen, das körperliche Gleichgewicht wiederherzustellen [s63]. Beispielsweise unterstützt eine Kombination aus Pfefferminze und Kamille nicht nur die Verdauung, sondern wirkt auch beruhigend auf das Nervensystem - besonders wichtig in Zeiten erhöhter Stressbelastung [s64].

Für eine ganzheitliche Entgiftungskur empfiehlt sich ein systematischer Ansatz: Beginnen Sie den Tag mit einer wärmenden Tasse Ingwer-Zimt-Tee, der den Stoffwechsel sanft aktiviert. Zur Mittagszeit eignet sich eine Mischung aus Zitronengras und Petersilie, die beide als reinigende Pflanzen gelten und zusätzlich wichtige Vitamine liefern [s64]. Am Abend kann eine beruhigende Kombination aus Lavendel und Salbei den Tag ausklingen lassen [s66].

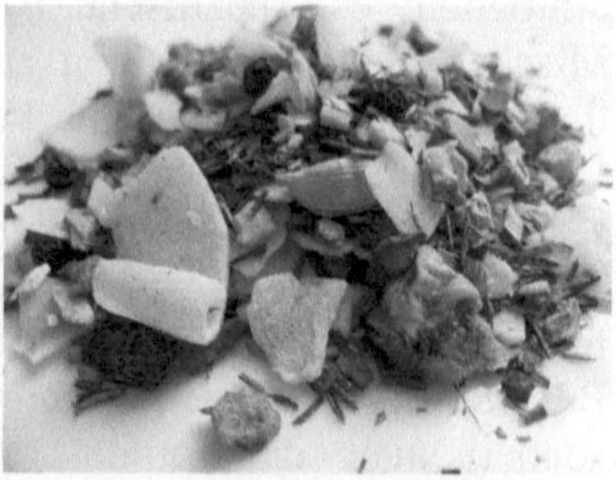

*Ingwer-Zimt-Tee* [i23]

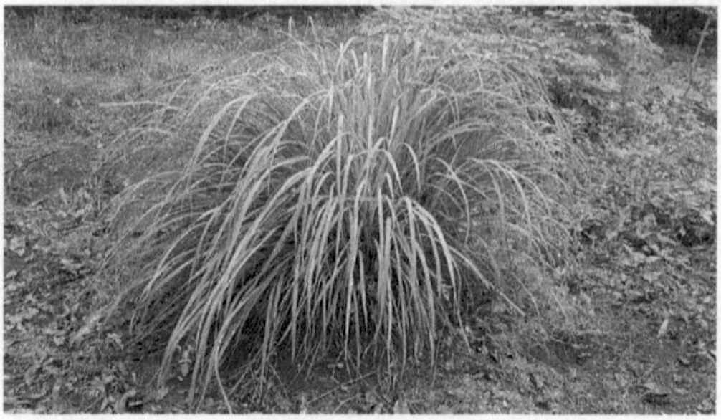

*Zitronengras* [i24]

Besondere Aufmerksamkeit verdient der traditionelle Masala Chai, dessen Gewürzmischung aus Ingwer, Nelken und Zimt nicht nur geschmacklich überzeugt, sondern auch entgiftende Eigenschaften besitzt [s64]. Für eine intensive Reinigungskur kann dieser mit Oolong-Tee kombiniert werden, der zusätzlich die Gewichtsreduktion unterstützt [s64]. Ein praktischer Tipp für die optimale Teezubereitung: Verwenden Sie stets frisch gefiltertes Wasser und achten Sie auf die richtige Ziehzeit, die je nach Kräutermischung zwischen 5 und 10 Minuten variieren kann. Bereiten Sie größere Mengen vor und füllen Sie diese in eine Thermoskanne, um über den Tag verteilt davon zu trinken. Die Kombination verschiedener Heilkräuter

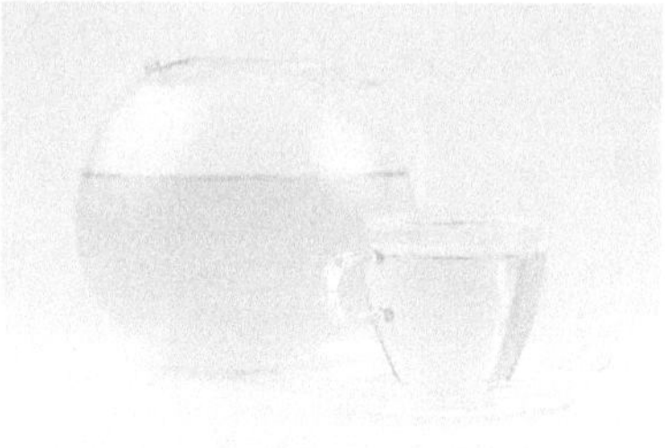

*Oolong* [i25]

ermöglicht es, spezifische Beschwerden gezielt anzugehen. So kann eine Mischung aus Hagebutten und Orangenschale nicht nur Kopfschmerzen lindern, sondern auch die Verdauung unterstützen [s64]. Für eine sanfte Darmreinigung eignen sich spezielle Kräutermischungen, die Blähungen reduzieren und die Darmmotilität verbessern [s63]. Ein weiterer wichtiger Aspekt ist die Qualität der verwendeten Kräuter. Bevorzugen Sie Bio-Qualität und achten Sie auf sachgerechte Lagerung in luftdichten, lebensmittelechten Behältern [s66]. Dies gewährleistet nicht nur den bestmöglichen Geschmack, sondern auch die optimale Wirkung der Heilpflanzen. Für eine intensive Entgiftungsphase kann zusätzlich ein spezieller Detox-Trank aus roten Äpfeln, Zitrone, Ingwer und einer Prise Cayennepfeffer zubereitet werden [s67]. Diese Kombination verstärkt die reinigende Wirkung der Teemischungen und unterstützt den Körper bei seiner natürlichen Entgiftung.

## 2. 2. 3. Gewürzwasser zur Stoffwechselaktivierung

Gewürzwasser bietet eine effektive und natürliche Methode zur Stoffwechselaktivierung und unterstützt dabei die körpereigenen Entgiftungsprozesse. Die Kombination verschiedener Gewürze mit Wasser schafft nicht nur ein erfrischendes Getränk, sondern aktiviert auch gezielt verschiedene Stoffwechselfunktionen [s68]. Eine besonders wirksame Basis-Kombination stellt Cuminwasser dar. Cumin, auch als Kreuzkümmel bekannt, erhöht nachweislich die Stoffwechselrate und verbessert die Verdauung. Dies führt zu einer effizienteren Kalorienverbrennung und unterstützt gleichzeitig die Senkung des LDL-Cholesterins [s69]. Für die Zubereitung empfiehlt sich folgendes Vorgehen: Einen Teelöffel Cumin über Nacht in einem Liter Wasser einweichen und am nächsten Morgen leicht erwärmen. Diese Zubereitung kann über den Tag verteilt getrunken werden. Schwarzer Pfeffer spielt ebenfalls eine wichtige Rolle bei der Stoffwechselaktivierung. Er erzeugt eine natürliche Wärme im Körper, die den Metabolismus ankurbelt und die Organfunktionen stimuliert [s70]. Ein praktischer Tipp ist die Kombination von schwarzem Pfeffer mit warmem Wasser und einer Scheibe frischer Zitrone am Morgen. Diese Mischung wirkt wie ein natürlicher Stoffwechsel-Booster.

Bei der Zubereitung von Gewürzwasser ist es wichtig, auf Zucker und künstliche Süßstoffe zu verzichten, da diese die gesundheitlichen Vorteile beeinträchtigen können [s71]. Stattdessen kann eine kleine Menge Honig verwendet werden, der nicht nur als natürliches Süßungsmittel dient, sondern auch die Geweberegeneration unterstützt und zur Hautgesundheit beiträgt [s70].

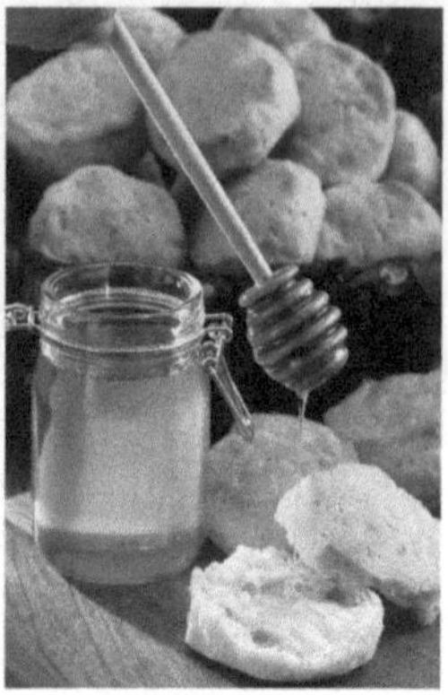

*Honig* [i26]

Die Vielseitigkeit von Gewürzwasser ermöglicht zahlreiche Kombinationsmöglichkeiten. Eine bewährte Mischung besteht aus Ingwer, Kurkuma und einer Prise Cayennepfeffer. Diese Kombination unterstützt nicht nur den Stoffwechsel, sondern hat auch entzündungshemmende Eigenschaften. Für die Zubereitung werden die frischen Gewürze fein gehackt oder gerieben und mit heißem Wasser übergossen. Nach dem Abkühlen kann das Gewürzwasser gefiltert und über den Tag verteilt getrunken werden. Ein weiterer praktischer Ansatz ist die Vorbereitung von Gewürzwasser-Konzentrat für die ganze Woche. Hierfür werden die gewünschten Gewürze in größerer Menge vorbereitet und in kleinen Portionen eingefroren. Diese können dann nach Bedarf in Wasser aufgelöst werden, was besonders für Menschen mit wenig Zeit eine praktische Lösung darstellt. Die Integration von Gewürzwasser in den Alltag kann durch verschiedene Strategien erleichtert werden. Eine Methode ist das "Schichten" verschiedener Gewürze in einer großen Wasserflasche, die morgens vorbereitet wird. Dabei werden die Gewürze in kleinen Stoffbeuteln eingelegt, was eine kontrollierte Intensität des Geschmacks ermöglicht und das spätere Entfernen erleichtert. Für optimale Ergebnisse empfiehlt sich ein systematischer Ansatz: Beginnen Sie den Tag mit einer wärmenden Gewürzmischung, verwenden Sie mittags eine erfrischende Variante und am Abend eine beruhigende Kombination. Diese Routine unterstützt nicht nur den Stoffwechsel, sondern hilft auch bei der Regulierung des Flüssigkeitshaushalts [s68]. Die Wirkung von Gewürzwasser kann durch bewusstes Timing noch verstärkt werden. Besonders effektiv ist die Einnahme etwa 30 Minuten vor den Mahlzeiten, da dies die Verdauungsenzyme aktiviert und die Nährstoffaufnahme optimiert. Zusätzlich unterstützt das regelmäßige Trinken von Gewürzwasser die natürlichen Entgiftungsprozesse des Körpers und kann zur Verbesserung des allgemeinen Wohlbefindens beitragen.

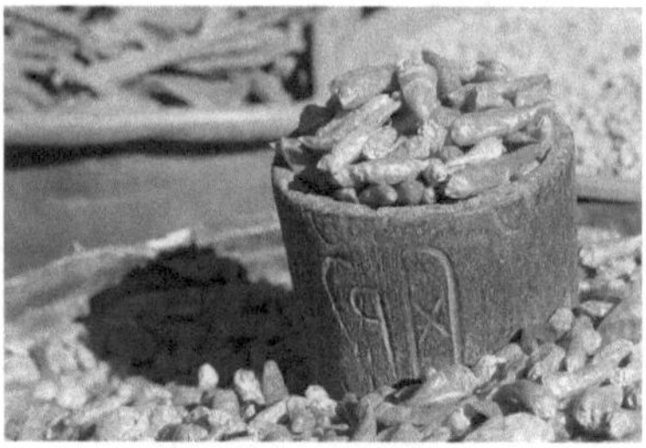

*Cayennepfeffer* [i27]

## Glossar

**Cumin**
Ein orientalisches Gewürz aus der Familie der Doldenblütler, das neben der Stoffwechselanregung auch antibakterielle Eigenschaften besitzt und traditionell bei Blähungen eingesetzt wird

**LDL-Cholesterin**
Eine Form des Cholesterins, die umgangssprachlich als 'schlechtes' Cholesterin bezeichnet wird und sich bei zu hoher Konzentration an den Gefäßwänden ablagern kann

**Metabolismus**
Gesamtheit aller biochemischen Vorgänge im Körper, bei denen Stoffe umgewandelt werden, um Energie zu gewinnen und Körpersubstanz aufzubauen

**Zusammenfassung - 2. 2. Detox-Getränke**

- Grüne Smoothies behalten durch Verwendung des gesamten Fruchtfleischs eine höhere Nährstoffdichte als reine Säfte
- Koriander unterstützt nachweislich die Ausleitung von Schwermetallen
- Das optimale Verhältnis für Detox-Smoothies liegt bei 60% Grünzeug zu 40% Früchten
- Pektin aus Äpfeln bindet aktiv Toxine im Körper
- Hoher Oxalatgehalt in manchen grünen Blättern kann bei übermäßigem Konsum Nierenprobleme verursachen
- Rooibos bietet eine antioxidantienreiche, koffeinfreie Alternative zu schwarzem Tee
- Rotklee wird traditionell zur Stimulation der Leberaktivität eingesetzt
- Masala Chai kombiniert entgiftende Eigenschaften von Ingwer, Nelken und Zimt
- Oolong-Tee unterstützt nachweislich die Gewichtsreduktion
- Cumin erhöht die Stoffwechselrate und senkt nachweislich das LDL-Cholesterin
- Schwarzer Pfeffer stimuliert die Organfunktionen durch natürliche Wärmeerzeugung
- Die Einnahme von Gewürzwasser 30 Minuten vor Mahlzeiten aktiviert gezielt die Verdauungsenzyme

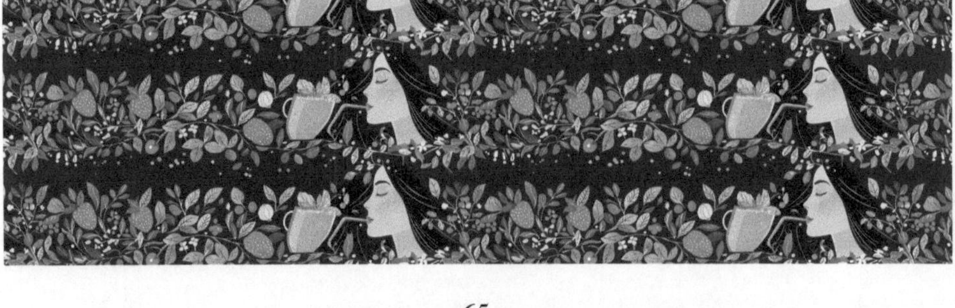

## 2. 3. Entgiftende Mahlzeiten

Wie können wir unsere Mahlzeiten so gestalten, dass sie nicht nur sättigen, sondern aktiv zur Entgiftung unseres Körpers beitragen? Was macht bestimmte Lebensmittelkombinationen besonders wertvoll für die natürliche Entgiftung? Diese Fragen beschäftigen zunehmend Menschen, die ihre Ernährung bewusster gestalten möchten. Die gezielte Auswahl und Zubereitung von Lebensmitteln spielt eine zentrale Rolle bei der Unterstützung körpereigener Entgiftungsprozesse. Dabei geht es nicht nur um einzelne "Superfoods", sondern um durchdachte Mahlzeitenkonzepte, die verschiedene positive Eigenschaften der Zutaten optimal miteinander verbinden. Von basischen Suppen über leberreinigendes Gemüse bis hin zu proteinreichen Bowls - die moderne Entgiftungsküche bietet vielfältige Möglichkeiten, schmackhafte und gleichzeitig entgiftungsfördernde Mahlzeiten zuzubereiten. Die folgenden Abschnitte zeigen praxisnah, wie Sie diese Erkenntnisse in Ihren Ernährungsalltag integrieren können.

> *„Basische Suppen und Eintöpfe tragen zur Wiederherstellung eines gesunden Säure-Basen-Haushalts bei und unterstützen die körpereigenen Entgiftungsprozesse."*

## 2. 3. 1. Basische Suppen und Eintöpfe

Basische Suppen und Eintöpfe bilden einen wichtigen Grundpfeiler in der modernen Entgiftungsküche. Diese nährstoffreichen Gerichte unterstützen nicht nur die körpereigenen Entgiftungsprozesse, sondern tragen auch zur Wiederherstellung eines gesunden Säure-Basen-Haushalts bei [s72]. Eine besonders effektive Basis für entgiftende Suppen stellt die pflanzliche Alternative zur klassischen Knochenbrühe dar. Diese vegane Variante vereint die heilenden Eigenschaften verschiedener pflanzlicher Komponenten: Algen liefern essenzielle Omega-3-Fettsäuren sowie ein breites Spektrum an Vitaminen und Mineralstoffen, während Pilze mit ihren entzündungshemmenden Eigenschaften und ihrem hohen Gehalt an Aminosäuren zur Regeneration beitragen [s72]. Um eine solche Basis herzustellen, werden die Zutaten in einem großen Topf mit gefiltertem Wasser aufgesetzt und für etwa 45-60 Minuten sanft geköchelt. Die Kunst der basischen Suppenküche liegt in der geschickten Kombination verschiedener Gemüsesorten. Eine besonders effektive Entgiftungssuppe basiert auf der Kombination von Zucchini, grünen Bohnen, Sellerie und Petersilie [s73]. Diese Zutaten werden zunächst in der vorbereiteten Gemüsebrühe gegart und anschließend zu einer cremigen Konsistenz püriert. Für eine optimale Nährstoffdichte empfiehlt es sich, das Gemüse nicht zu lange zu kochen - etwa 15-20 Minuten reichen aus, um die Inhaltsstoffe zu bewahren und gleichzeitig eine angenehme Textur zu erreichen. Ein wichtiger Aspekt bei der Zubereitung basischer Suppen ist die Verwendung von Gewürzen mit therapeutischer Wirkung. Kurkuma beispielsweise unterstützt nicht nur die Darmgesundheit, sondern wirkt auch stark entzündungshemmend [s72]. Pro Liter Suppe genügt bereits ein Teelöffel frisch geriebene Kurkumawurzel oder ein halber Teelöffel Kurkumapulver, um von den gesundheitlichen Vorteilen zu profitieren.

Hülsenfrüchte spielen eine zentrale Rolle in basischen Eintöpfen. Um ihre Nährstoffe optimal zu erschließen und die Kochzeit zu verkürzen, sollten sie über Nacht eingeweicht werden [s74]. Ein praktischer Tipp: Setzen Sie die Hülsenfrüchte am Vorabend mit der dreifachen Menge Wasser an und geben Sie einen Streifen Kombu-Alge hinzu - dies verbessert nicht nur die Bekömmlichkeit, sondern reichert den Eintopf zusätzlich mit Mineralstoffen an.

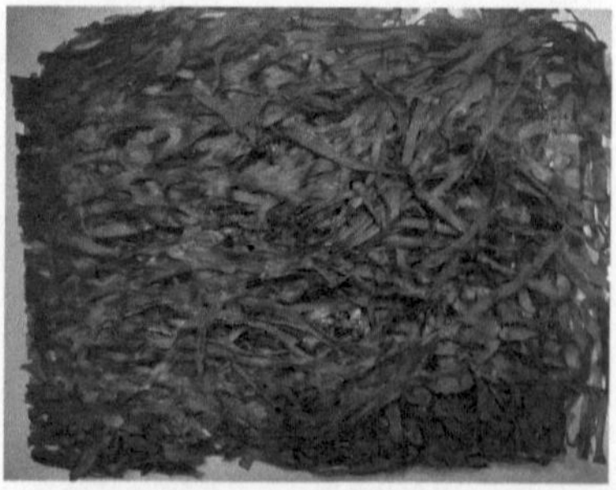

*Kombu-Alge* [i28]

Die Verwendung saisonaler Zutaten ist ein weiterer Schlüssel zum Erfolg [s74]. Im Frühjahr eignen sich besonders junge Erbsen und zartes Frühlingsgemüse, im Sommer können verschiedene Zucchini-Variationen und frische Kräuter zum Einsatz kommen, während im Herbst und Winter Wurzelgemüse wie Pastinaken und Kürbisse die Basis bilden. Für eine optimale Entgiftungswirkung empfiehlt es sich, die Suppen mit dunkelgrünem Blattgemüse wie Spinat oder Grünkohl anzureichern [s72]. Diese sollten erst kurz vor Ende der Garzeit hinzugefügt werden, um ihre wertvollen Nährstoffe zu bewahren. Pro Portion können etwa zwei Handvoll Blattgemüse verwendet werden. Eine besondere Raffinesse erhalten basische Suppen durch die Zugabe frischer Saucen oder Toppings [s74]. Ein schnell zubereitetes Petersilien-Pesto oder gehackte Kräuter verleihen den Gerichten nicht nur zusätzlichen Geschmack, sondern erhöhen auch ihren therapeutischen Wert. Experimentieren Sie beispielsweise mit einer Kombination aus fein gehackter Petersilie, Zitronensaft und einem Spritzer hochwertigem Olivenöl als Topping. Die Portionierung und Lagerung spielen ebenfalls eine wichtige Rolle: Bereiten Sie größere Mengen zu und frieren Sie Portionen ein - so haben Sie auch an stressigen Tagen eine gesunde Mahlzeit zur Hand. Wichtig ist dabei, die Suppen vor dem Einfrieren vollständig abkühlen zu lassen und in portionsgerechten Behältern luftdicht zu verschließen.

## Glossar

**Kombu**

Eine essbare Braunalgenart aus Japan, die reich an Jod und Mineralstoffen ist und traditionell in der asiatischen Küche verwendet wird

## 2. 3. 2. Leberreinigendes Gemüse

Bestimmte Gemüsesorten haben eine besonders positive Wirkung auf die Leberfunktion und unterstützen aktiv die körpereigenen Entgiftungsprozesse. Besonders die Familie der Kreuzblütler, zu der unter anderem Brokkoli, Blumenkohl, Rosenkohl und verschiedene Kohlsorten gehören, enthält wertvolle bioaktive Verbindungen, die die Enzymsysteme der Leber positiv beeinflussen [s75]. Die Leber als zentrales Entgiftungsorgan profitiert besonders von einer gezielten Ernährung mit leberreinigendem Gemüse. Um diese Effekte optimal zu nutzen, empfiehlt sich eine Kombination verschiedener Zubereitungsarten. Brokkoli beispielsweise entfaltet seine leberschützenden Eigenschaften am besten, wenn er nur kurz gedämpft wird - etwa 3-4 Minuten reichen aus, um die wertvollen Inhaltsstoffe zu bewahren und gleichzeitig eine angenehme Bissfestigkeit zu erreichen. Ein wichtiger Aspekt bei der Zubereitung von leberreinigendem Gemüse ist die richtige Kombination mit anderen Lebensmitteln. Citrusfrüchte spielen dabei eine besondere Rolle, da sie nachweislich die Aktivität der Leberentgiftungsenzyme steigern können [s76]. Eine praktische Umsetzung wäre beispielsweise, gedämpften Brokkoli mit frisch gepresstem Zitronensaft zu beträufeln oder Rosenkohl mit Orangenzesten zu garnieren. Für eine effektive Leberentgiftung ist es essentiell, bestimmte Lebensmittel zu reduzieren oder ganz zu vermeiden. Dazu gehören raffinierte Zucker, stark verarbeitete Kohlenhydrate, übermäßiger Kaffeekonsum und Alkohol [s77]. Stattdessen sollte der Fokus auf einer ballaststoffreichen Ernährung liegen, die idealerweise 25-35 Gramm Ballaststoffe pro Tag enthält. Diese Ballaststoffe binden Toxine im Darm und unterstützen deren Ausscheidung [s77]. Eine besonders effektive Methode, leberreinigendes Gemüse in den Speiseplan zu integrieren, ist die Zubereitung von Gemüsesäften. Diese können die Aktivität sowohl der Phase-I- als auch der Phase-II-Enzyme der Leber steigern [s76]. Ein besonders wirksamer Saft lässt sich aus einer Kombination von Rote Bete, Karotten und grünem Blattgemüse herstellen. Dabei ist es wichtig, die Säfte frisch zuzubereiten und innerhalb von 15-20 Minuten zu konsumieren, um den maximalen Nutzen aus den enthaltenen Enzymen zu ziehen. Die Glutathion-S-Transferase, ein wichtiges Phase-II-Enzym der Leber, kann durch bestimmte Pflanzensäfte aktiviert werden [s76]. Um diese Wirkung zu optimieren, empfiehlt sich eine morgendliche Saftkur: Beginnen Sie den Tag mit einem Glas lauwarmen Wassers mit Zitronensaft, warten Sie etwa 30

Minuten und genießen Sie dann einen frisch zubereiteten Gemüsesaft. Ein praktischer Wochenplan könnte wie folgt aussehen: Montags und donnerstags gedämpfter Brokkoli mit Zitrone, dienstags und freitags Rosenkohl-Curry, mittwochs eine große Portion Blumenkohl-Cremesuppe und am Wochenende verschiedene Gemüsesäfte. Wichtig ist dabei, die Mahlzeiten mit ausreichend Flüssigkeit zu begleiten - mindestens 2 Liter gefiltertes Wasser täglich unterstützen die Entgiftungsprozesse zusätzlich. Für eine nachhaltige Leberentgiftung ist es ratsam, diese Ernährungsweise langfristig beizubehalten und nicht als kurzfristige "Detox-Kur" zu betrachten. Die regelmäßige Aufnahme von leberreinigendem Gemüse sollte als Teil eines gesunden Lebensstils verstanden werden, der durch ausreichend Bewegung und Stressmanagement ergänzt wird.

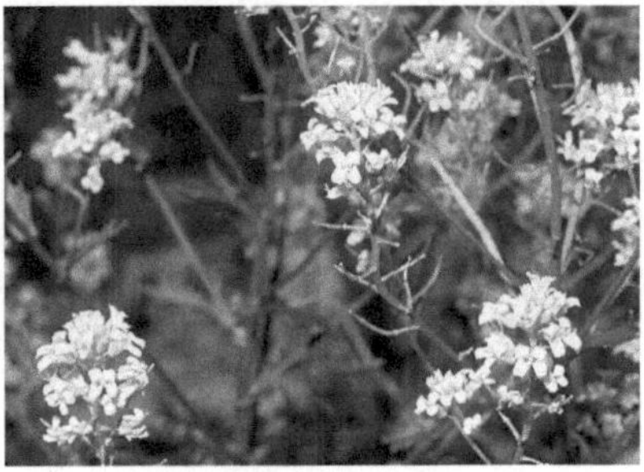

*Kreuzblütler* [i29]

## Glossar

**Phase-II-Enzyme**

Spezielle Leberenzyme, die giftige Substanzen durch Anhängen von Molekülen noch besser wasserlöslich machen und damit ausscheidungsfähig machen.

**Glutathion-S-Transferase**

Ein Enzym-System, das giftige Stoffe wasserlöslich macht und dadurch deren Ausscheidung ermöglicht. Es ist eines der wichtigsten Entgiftungsenzyme im menschlichen Körper.

**Phase-I-Enzyme**

Enzyme, die in der Leber schädliche Stoffe durch Oxidation, Reduktion oder Hydrolyse in wasserlöslichere Verbindungen umwandeln.

### 2. 3. 3. Proteinreiche Detox-Bowls

Proteinreiche Detox-Bowls vereinen die entgiftenden Eigenschaften pflanzlicher Lebensmittel mit hochwertigen Proteinquellen und bilden damit eine perfekte Balance für eine ganzheitliche Entgiftungskur [s78]. Diese nährstoffreichen Mahlzeiten unterstützen nicht nur die körpereigenen Entgiftungsprozesse, sondern liefern auch die notwendigen Bausteine für Regeneration und Muskelerhalt. Die Kunst der perfekten Detox-Bowl liegt in der ausgewogenen Kombination verschiedener Komponenten. Als Basis dient häufig eine Mischung aus Reis und Linsen, die zusammen ein vollständiges Proteinprofil ergeben [s79]. Für die Zubereitung wird zunächst der Reis in gefiltertem Wasser gekocht, während die Linsen separat mit etwas Kurkuma und einer Prise Meersalz gegart werden. Diese Grundlage kann bereits am Vortag vorbereitet und portionsweise eingefroren werden. Ein wesentlicher Bestandteil proteinreicher Detox-Bowls sind verschiedene Toppings, die sowohl den Proteingehalt als auch die entgiftende Wirkung verstärken. Hanf- und Kürbiskerne beispielsweise liefern nicht nur wertvolle Proteine, sondern auch essenzielle Fettsäuren und Mineralstoffe [s80]. Pro Portion empfiehlt sich eine Kombination aus einem Esslöffel Hanfsamen und einem Esslöffel gerösteten Kürbiskernen. Besonders populär sind auch Açai Bowls, die sich hervorragend als proteinreiches Frühstück oder Zwischenmahlzeit eignen [s81]. Eine klassische Variante besteht aus einer Basis aus Açai-Püree, das mit Proteinpulver angereichert wird. Als Toppings dienen Chiasamen, Kakaonibs und verschiedene Beeren, die zusätzliche Antioxidantien liefern. Für eine extra Portion Protein kann eine Schicht Mandel- oder Erdnussbutter hinzugefügt werden. Die Zusammenstellung einer ausgewogenen Detox-Bowl folgt einem einfachen Prinzip: Ein Drittel der Bowl sollte aus der proteinreichen Basis bestehen, ein weiteres Drittel aus verschiedenen gedämpften oder rohen Gemüsesorten und das letzte Drittel aus entgiftungsfördernden Toppings [s78]. Dabei ist es wichtig, auf eine bunte Vielfalt zu achten – je mehr verschiedene Farben die Bowl enthält, desto breiter ist das Spektrum an unterstützenden Pflanzenstoffen.

Eine besonders effektive Variante ist die Energy Bowl, die speziell auf die Bedürfnisse während einer Entgiftungskur abgestimmt ist [s80]. Sie kombiniert gedämpftes Gemüse wie Brokkoli und Süßkartoffeln mit einer proteinreichen Komponente wie gekochten Linsen oder Kichererbsen. Ein hausgemachtes Dressing aus kaltgepresstem Olivenöl, Zitronensaft und frischen Kräutern rundet den Geschmack ab und unterstützt zusätzlich die Entgiftungsprozesse. Die Zubereitung der Bowls sollte mit Achtsamkeit und Intention erfolgen [s79]. Dies bedeutet nicht nur die sorgfältige Auswahl der Zutaten, sondern auch eine bewusste Zubereitung und das aufmerksame Wahrnehmen der Mahlzeit. Ein praktischer Tipp ist die Vorbereitung größerer Mengen der Grundzutaten am Wochenende, die dann im Laufe der Woche zu verschiedenen Bowl-Variationen kombiniert werden können. Für zusätzliche Proteinpower kann die Bowl mit einem selbst gemachten Smoothie ergänzt werden, der beispielsweise aus Banane, Kakaopulver, Spinat und ungewürztem Erbsenprotein besteht [s81]. Diese Kombination liefert nicht nur zusätzliche Proteine, sondern auch wichtige Mikronährstoffe für die Unterstützung der Entgiftungsprozesse. Die Vielseitigkeit der proteinreichen Detox-Bowls ermöglicht es, sie optimal an individuelle Bedürfnisse und Geschmacksvorlieben anzupassen. Ob als energiereiche Burrito Bowl mit mexikanischer Note oder als asiatisch inspirierte Buddha Bowl – der Kreativität sind keine Grenzen gesetzt, solange die Grundprinzipien der ausgewogenen Zusammensetzung beachtet werden [s80].

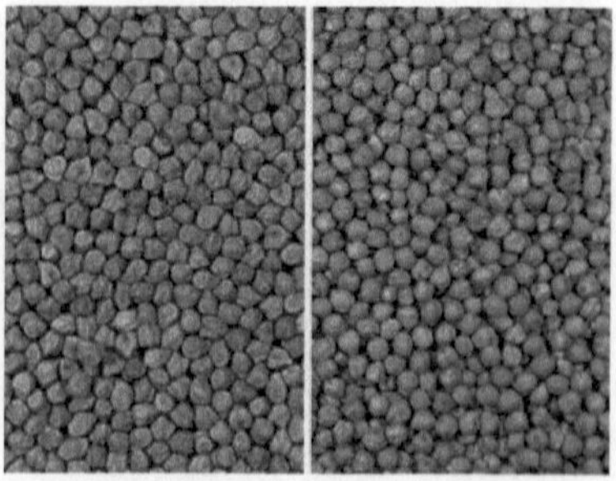

*Kichererbsen* [i30]

## Glossar

**Açai**

Eine violette Beere aus dem Amazonasgebiet, die reich an Antioxidantien und Omega-Fettsäuren ist. Die Früchte wachsen an Palmen und werden traditionell von indigenen Völkern als Kraftquelle genutzt.

**Chiasamen**

Kleine Samen der Chia-Pflanze aus Mexiko, die bis zu 12-mal ihr Eigengewicht an Flüssigkeit aufnehmen können. Sie waren ein wichtiges Grundnahrungsmittel der Azteken.

**Kakaonibs**

Zerbrochene, unverarbeitete Stücke der Kakaobohne, die durch schonendes Brechen der gerösteten Bohnen entstehen. Sie enthalten natürliche Stimulanzien und Mineralien wie Magnesium.

**Zusammenfassung - 2. 3. Entgiftende Mahlzeiten**

- Pflanzliche Alternativen zur Knochenbrühe kombinieren Algen für Omega-3 und Pilze für entzündungshemmende Eigenschaften
- Kurkuma unterstützt in Suppen die Darmgesundheit - ein Teelöffel frische Wurzel pro Liter ist ausreichend
- Kombu-Alge beim Einweichen von Hülsenfrüchten verbessert deren Bekömmlichkeit und Mineralstoffgehalt
- Kreuzblütler-Gemüse enthält bioaktive Verbindungen zur Aktivierung der Leberenzyme
- Citrusfrüchte steigern nachweislich die Aktivität der Leberentgiftungsenzyme
- Glutathion-S-Transferase als Phase-II-Enzym der Leber wird durch bestimmte Pflanzensäfte aktiviert
- Eine optimale Entgiftung erfordert 25-35 Gramm Ballaststoffe täglich zur Bindung von Toxinen
- Frische Gemüsesäfte steigern sowohl Phase-I- als auch Phase-II-Enzyme der Leber
- Die Kombination von Reis und Linsen ergibt ein vollständiges Proteinprofil für Detox-Bowls
- Açai-Bowls mit Chiasamen und Kakaonibs liefern zusätzliche Antioxidantien zur Entgiftung

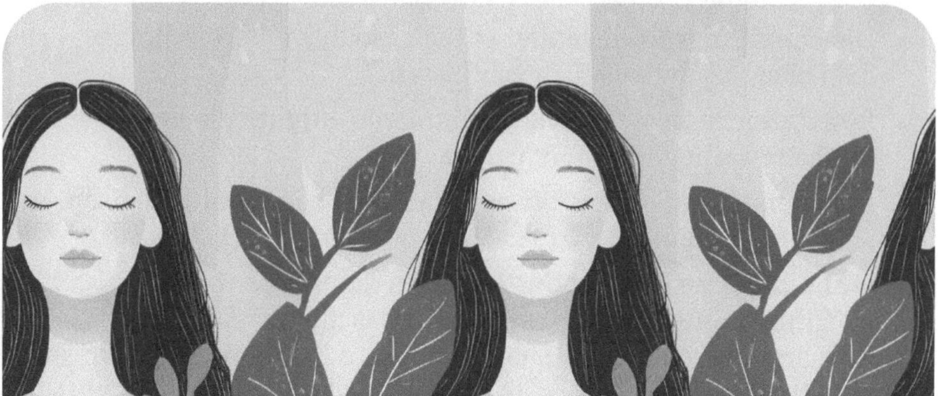

**Rückblick - 2. Ernährung als Schlüssel zur Entgiftung**

- Chlorella und Spirulina binden effektiv Schwermetalle wie Quecksilber und Cadmium im Körper.
- Der hohe Chlorophyllgehalt der Algen verhindert die Aufnahme von Giftstoffen bereits im Darm.
- Heilpilze wie Reishi und Cordyceps werden seit 6000 Jahren therapeutisch zur Entgiftung eingesetzt.
- Die adaptogenen Eigenschaften der Pilze helfen dem Körper, sich an Stressoren anzupassen.
- Wildkräuter und Mikrogrün enthalten ein Vielfaches der Nährstoffe der ausgewachsenen Pflanzen.
- Koriander hat sich als besonders effektiv bei der Ausleitung von Schwermetallen erwiesen.
- Grüne Smoothies kombinieren die Eigenschaften von Blattgemüse und Früchten zu einem nährstoffreichen Getränk.
- Die Ballaststoffe in grünen Smoothies binden Toxine im Darm und unterstützen deren Ausscheidung.
- Heilende Teemischungen verbinden traditionelles Wissen mit modernen Erkenntnissen über Kräuterwirkungen.
- Gewürzwasser mit Cumin erhöht nachweislich die Stoffwechselrate und verbessert die Verdauung.
- Basische Suppen und Eintöpfe unterstützen die Wiederherstellung eines gesunden Säure-Basen-Haushalts.
- Die Familie der Kreuzblütler enthält bioaktive Verbindungen, die die Leberenzyme positiv beeinflussen.
- Proteinreiche Detox-Bowls kombinieren entgiftende Eigenschaften mit hochwertigen Proteinquellen.
- Die Glutathion-S-Transferase kann durch bestimmte Pflanzensäfte aktiviert werden.
- Während diese Ernährungsstrategien den Körper bei der Entgiftung unterstützen, zeigt sich, dass die verschiedenen Körpersysteme noch weitaus komplexere Reinigungsmechanismen bereithalten...

# 3. Körpersysteme entgiften

Wie funktioniert eigentlich die Entgiftung unseres Körpers und welche Systeme sind daran beteiligt? Diese Frage beschäftigt nicht nur Wissenschaftler, sondern auch Menschen, die aktiv etwas für ihre Gesundheit tun möchten. Die komplexen Vorgänge in unserem Organismus erfordern ein Zusammenspiel verschiedener Organe und Systeme - von der Leber als zentralem Entgiftungsorgan über den Darm bis hin zum oft unterschätzten Lymphsystem. Während viele Menschen intuitiv spüren, dass ihr Körper eine "Reinigung" benötigt, stellt sich die Frage: Welche natürlichen Methoden sind wirklich effektiv und wissenschaftlich fundiert? Wie können wir unsere körpereigenen Entgiftungsmechanismen optimal unterstützen? Die Antworten darauf sind vielfältig und reichen von der gezielten Verwendung von Heilkräutern über spezielle Bewegungsübungen bis hin zu ernährungsbasierten Ansätzen. Dieses Kapitel beleuchtet evidenzbasierte Strategien zur Unterstützung der körpereigenen Entgiftungssysteme und zeigt praktische Wege auf, wie Sie diese in Ihren Alltag integrieren können.

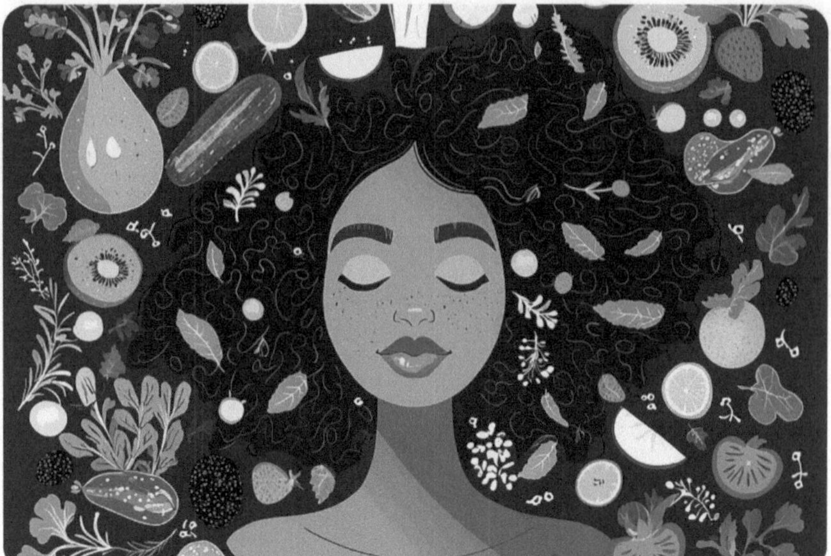

## 3. 1. Leberreinigung

Die Leber ist unser wichtigstes Entgiftungsorgan und bewältigt täglich eine erstaunliche Menge an Stoffwechselprozessen. Doch wie können wir dieses zentrale Organ bei seiner Arbeit optimal unterstützen? Welche natürlichen Methoden haben sich als besonders effektiv erwiesen, um die Entgiftungsleistung der Leber zu verbessern? Die moderne Lebensweise mit Umweltgiften, Medikamenten und verarbeiteten Lebensmitteln stellt eine zunehmende Belastung für die Leber dar. Wissenschaftliche Studien zeigen, dass gezielte Unterstützung durch Pflanzenstoffe, Bewegung und spezielle Techniken die Leberfunktion nachweislich verbessern kann. Von der traditionellen Verwendung von Heilkräutern bis hin zu modernen Yoga-Praktiken - die Möglichkeiten zur Leberreinigung sind vielfältig und basieren auf fundierten Erkenntnissen. Die folgenden Abschnitte zeigen evidenzbasierte Ansätze, wie Sie Ihre Leber bei ihrer wichtigen Entgiftungsarbeit unterstützen können.

> *„Bitterstoffe wie Enzian und Löwenzahn unterstützen aktiv die Ausscheidung von Schwermetallen durch die Leber, indem sie als natürliche Chelatoren wirken.“*

## 3. 1. 1. Bitterstoffe zur Leberunterstützung

Bitterstoffe spielen eine zentrale Rolle bei der Unterstützung der Leberfunktion und sind wahre Alleskönner im Entgiftungsprozess unseres Körpers [s82]. Diese natürlich vorkommenden chemischen Verbindungen, die für ihren charakteristisch bitteren Geschmack bekannt sind, können die Lebergesundheit auf vielfältige Weise positiv beeinflussen. Besonders bemerkenswert ist ihre Fähigkeit, die Entgiftung von Schwermetallen zu unterstützen [s83]. Die in Bitterkräutern enthaltenen organoschwefelhaltige Verbindungen fördern aktiv die Ausscheidung dieser schädlichen Substanzen durch die Leber. Ein faszinierender Mechanismus dabei sind die Phytochelatine, natürliche Pflanzenstoffe, die als Chelatoren wirken und Schwermetalle binden können, wodurch diese leichter aus dem Körper ausgeschieden werden können.

Unter den Bitterkräutern nimmt der Enzian (Gentian) eine besondere Stellung ein. Seine Bitterstoffe stimulieren nicht nur die Leberfunktion, sondern verbessern auch die körpereigenen Entgiftungsprozesse [s84]. Um die positiven Wirkungen des Enzians zu nutzen, kann man beispielsweise täglich vor den Mahlzeiten einen Enziantee trinken oder Enziantropfen in etwas Wasser einnehmen. Dabei sollte man mit kleinen Mengen beginnen und die Dosis langsam steigern, da die Bitterstoffe sehr intensiv sein können. Ein weiteres Powerhouse unter den Bitterkräutern ist der Löwenzahn, der sich durch seine vielseitigen positiven Eigenschaften für die Lebergesundheit auszeichnet [s85]. Seine diuretische Wirkung unterstützt die Ausscheidung von Giftstoffen, während seine antioxidativen Komponenten wie Beta-Carotin und Polyphenole die Leber vor oxidativem Stress schützen. Ein praktischer Tipp zur Nutzung von Löwenzahn ist das Sammeln junger Löwenzahnblätter im Frühjahr für einen entgiftenden Salat oder die Zubereitung eines Löwenzahntees aus getrockneten Wurzeln.

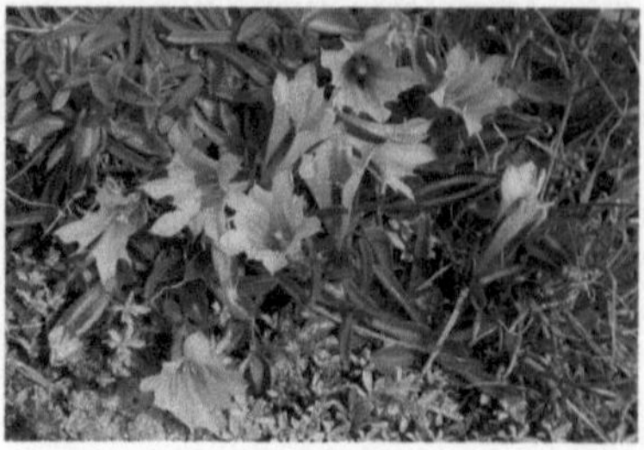

*Enzian* [i31]

Die Forschung zeigt, dass Bitterstoffe die metabolischen Wege unterbrechen können, die durch bestimmte Schadstoffe verursachte DNA-Schäden fördern [s82]. Dies macht sie zu einem wichtigen Werkzeug in der Prävention von Leberkrankheiten. Um diese schützende Wirkung optimal zu nutzen, empfiehlt sich eine regelmäßige Integration von Bitterkräutern in den Speiseplan. Dies kann durch die Verwendung von Kräutern wie Artischocke, Wermut oder Schafgarbe in der täglichen Küche geschehen. Die antioxidativen Eigenschaften vieler Bitterpflanzen tragen zusätzlich dazu bei, die Lebertoxizität durch Umweltgifte zu reduzieren [s83]. Ein praktischer Ansatz ist die Zubereitung einer "Bitter-Bowle": Hierfür verschiedene Bitterkräuter wie Löwenzahn, Schafgarbe und Wermut mit heißem Wasser übergießen und als Tee genießen. Diese kann morgens auf nüchternen Magen getrunken werden, um die Entgiftungsprozesse optimal zu unterstützen. Besonders interessant ist die Fähigkeit des Löwenzahns, die Gallenproduktion anzuregen [s85]. Dies verbessert nicht nur die Fettmetabolisierung, sondern unterstützt auch die Leber bei der Verarbeitung von Toxinen. Ein einfacher Weg, diese Wirkung zu nutzen, ist die Zubereitung einer Löwenzahn-Wurzel-Tinktur: Dafür die gewaschenen und kleingeschnittenen Wurzeln mit hochprozentigem Alkohol übergießen und einige Wochen ziehen lassen. Die entzündungshemmenden Eigenschaften vieler Bitterstoffe können zudem helfen, Leberentzündungen zu reduzieren [s85]. Für eine optimale Wirkung empfiehlt sich eine Kombination verschiedener Bitterkräuter, da diese sich in ihrer Wirkung ergänzen können. Eine praktische Möglichkeit ist die Herstellung einer Kräutermischung aus gleichen Teilen Löwenzahn, Artischockenblättern und Mariendistel. Die regenerativen Eigenschaften bestimmter Bitterstoffe, wie sie beispielsweise in den Polysacchariden des Löwenzahns zu finden sind, unterstützen die Regenerationsfähigkeit der Leber [s85]. Um diese Wirkung zu nutzen, kann man regelmäßig Löwenzahnwurzelextrakt einnehmen oder frische

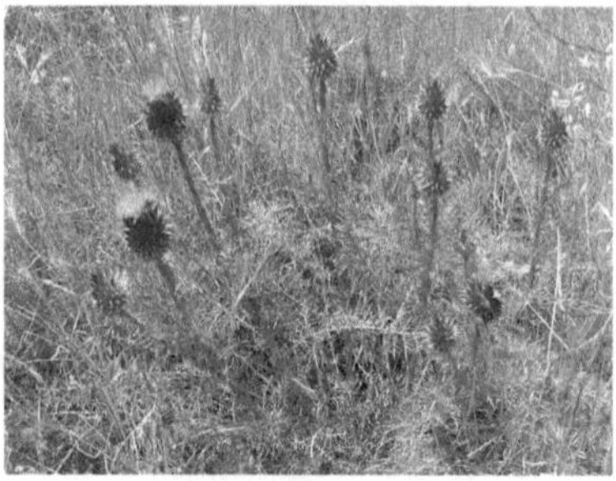

*Artischocke* [i32]

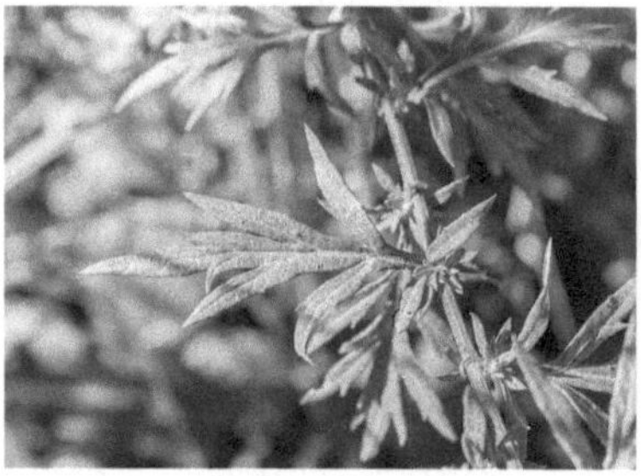

*Wermut* [i33]

Löwenzahnblätter in Salate integrieren. Bei der Verwendung von Bitterstoffen ist es wichtig, auf mögliche Wechselwirkungen mit Medikamenten zu achten und bei Unsicherheiten Rücksprache mit einem Arzt zu halten. Eine schrittweise Einführung in den Ernährungsplan ermöglicht es dem Körper, sich an die intensiven Wirkungen der Bitterstoffe zu gewöhnen.

## Glossar

**Chelator**
Chemische Verbindungen, die sich wie eine Zange um Metallionen legen und diese fest einschließen, wodurch sie aus dem Körper transportiert werden können.

**Diuretisch**
Eigenschaft, die die Harnausscheidung und Wasserausscheidung im Körper erhöht und dadurch die Nierenfunktion unterstützt.

**Phytochelatin**
Kleine Proteine aus Pflanzen, die aus mehreren aneinandergeketteten Aminosäuren bestehen und als natürliche Schutzmechanismen gegen Schwermetalle dienen.

**Polyphenol**
Sekundäre Pflanzenstoffe mit einer besonderen chemischen Struktur, die als natürliche Antioxidantien wirken und in vielen Pflanzen vorkommen.

## 3. 1. 2. Leberreinigendes Yoga

Leberreinigendes Yoga vereint traditionelle Asanas (Körperhaltungen) mit gezielten Atemtechniken, die speziell auf die Unterstützung der Leberfunktion und Entgiftungsprozesse ausgerichtet sind [s86]. Diese ganzheitliche Praxis wirkt sich positiv auf verschiedene Körpersysteme aus und kann die natürlichen Reinigungsprozesse der Leber effektiv unterstützen. Eine Schlüsselrolle spielt dabei die Verbesserung der Durchblutung in der Leberregion. Durch sanfte Drehungen und Kompressionen wird das Organ stimuliert und die Blutzirkulation gefördert [s86]. Dies ist besonders wichtig, da eine verbesserte Durchblutung den Abtransport von Giftstoffen beschleunigt und die Versorgung der Leberzellen mit Sauerstoff und Nährstoffen optimiert.

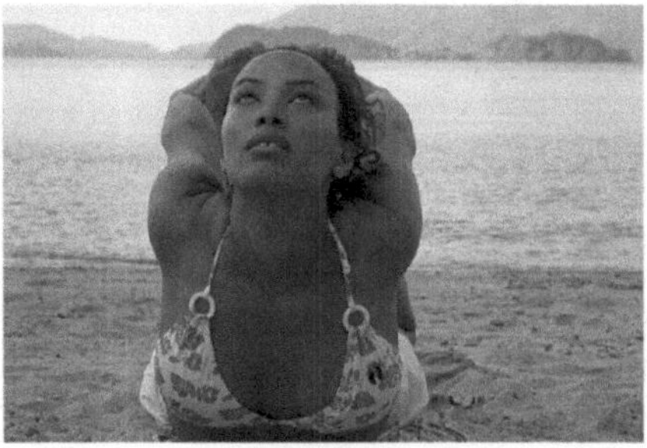

*Asanas* [i34]

Eine besonders effektive Yoga-Position ist Ardha Matsyendrasana, die gedrehte Sitzhaltung [s87]. Bei der Ausführung dieser Asana sitzt man zunächst aufrecht auf dem Boden, beugt das rechte Bein und stellt den Fuß neben das gestreckte linke Bein. Das linke Bein wird unter dem rechten Bein durchgeführt. Nun dreht man den Oberkörper nach rechts und platziert den linken Ellbogen außen am rechten Knie. Diese Drehung massiert sanft die inneren Organe, einschließlich der Leber, und stimuliert die Wirbelsäulennerven. Die Integration von Pranayama (Atemübungen) spielt eine zentrale Rolle im leberreinigenden Yoga. Eine effektive Technik ist die "Kapalabhati"-Atmung, bei der durch rhythmische Bauchatmung die Zwerchfellbewegung die Leber sanft massiert. Beginnen Sie mit 20 Atemzügen und steigern Sie langsam auf bis zu 50 Wiederholungen. Ein weiterer wichtiger Aspekt ist die Harmonisierung des endokrinen Systems durch regelmäßige Yoga-Praxis [s86]. Besonders wirksam sind hierfür Umkehrhaltungen wie der Schulterstand (Sarvangasana), die den Lymphfluss anregen und damit die Entgiftungsprozesse unterstützen. Beginnen Sie mit einer Haltezeit von 30 Sekunden und steigern Sie diese allmählich auf 3-5 Minuten.

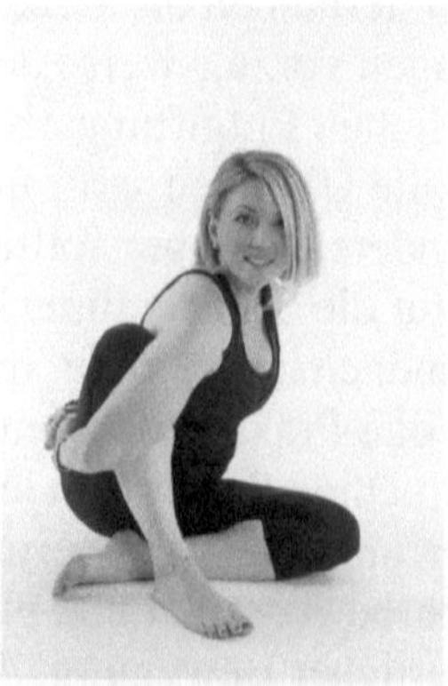

*Ardha Matsyendrasana* [i35]

Für eine optimale Wirkung empfiehlt sich eine tägliche Yoga-Praxis von mindestens 20-30 Minuten. Eine typische Sequenz könnte wie folgt aussehen:
- 5 Minuten sanfte Aufwärmübungen
- 10 Minuten Asana-Praxis mit Fokus auf Drehungen und Vorwärtsbeugen
- 5 Minuten Pranayama
- 5 Minuten Entspannung in Shavasana

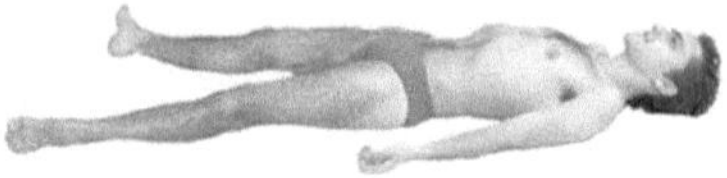

*Shavasana* [i36]

Die Kombination von Bewegung und bewusster Atmung hat einen ausgleichenden Effekt auf das autonome Nervensystem [s86]. Dies reduziert Stress, der bekanntermaßen die Leberfunktion beeinträchtigen kann. Praktizieren Sie die Übungen vorzugsweise am frühen Morgen auf nüchternen Magen, um die natürlichen Entgiftungsrhythmen des Körpers zu unterstützen. Wichtig ist, dass alle Übungen sanft und ohne Überanstrengung ausgeführt werden. Besonders Anfänger sollten die Asanas unter qualifizierter Anleitung erlernen und auf die Signale ihres Körpers achten. Bei bestehenden Gesundheitsproblemen, insbesondere Lebererkrankungen, sollte vor Beginn der Yoga-Praxis Rücksprache mit einem Arzt gehalten werden. Die regelmäßige Praxis von leberreinigendem Yoga kann nicht nur die Leberfunktion verbessern, sondern trägt auch zu einem besseren Körperbewusstsein und einer gesteigerten Vitalität bei. Die Kombination aus körperlicher Bewegung, Atemarbeit und Entspannung schafft optimale Bedingungen für die natürlichen Entgiftungsprozesse des Körpers und unterstützt die Leber in ihrer wichtigen Funktion als zentrales Entgiftungsorgan.

## Glossar

**Ardha Matsyendrasana**
Benannt nach dem Yogi Matsyendra, bedeutet wörtlich 'halbe Drehung des Fisches' und gehört zu den klassischen Drehhaltungen

**Asana**
Sanskrit-Begriff für Körperstellungen im Yoga, die präzise und systematisch ausgeführt werden, um Körper und Geist in Einklang zu bringen

**Kapalabhati**
Reinigende Atemtechnik aus dem Yoga, wörtlich übersetzt 'leuchtender Schädel', die das Nervensystem energetisiert

**Pranayama**
Alte yogische Wissenschaft der Atemkontrolle, die verschiedene Techniken zur Regulierung der Lebensenergie (Prana) umfasst

**Sarvangasana**
Auch als 'Königin der Asanas' bekannt, bedeutet wörtlich übersetzt 'Ganzkörperhaltung' und gilt als eine der wichtigsten Umkehrhaltungen

**Shavasana**
Entspannungshaltung im Yoga, auch 'Totenhaltung' genannt, dient der vollständigen körperlichen und geistigen Regeneration

### 3. 1. 3. Mariendistel-Anwendungen

Die Mariendistel (Silybum marianum) gilt als eine der am besten erforschten Heilpflanzen zur Unterstützung der Lebergesundheit [s88]. Der wichtigste Wirkstoffkomplex dieser traditionellen Heilpflanze ist Silymarin, ein lipophiler Extrakt aus den Samen, der sich aus drei verschiedenen Flavonolignanen zusammensetzt. Dabei macht Silybin mit 50-70% den Hauptanteil aus und zeigt die höchste biologische Aktivität [s88]. Die Wirkungsweise der Mariendistel basiert auf mehreren Mechanismen: Als potentes Antioxidans reduziert Silymarin die Bildung freier Radikale und verhindert die schädliche Lipidperoxidation in den Leberzellen. Besonders bemerkenswert ist die Fähigkeit des Silymarins, als "Toxinblockade" zu fungieren - es verhindert die Bindung von schädlichen Substanzen an die Membranrezeptoren der Leberzellen [s89]. Ein praktischer Tipp für den Alltag ist die Einnahme von standardisiertem Mariendistel-Extrakt als Nahrungsergänzung, wobei auf eine ausreichende Standardisierung auf Silymarin (mindestens 80%) geachtet werden sollte. Die schützende Wirkung der Mariendistel wurde in verschiedenen Studien nachgewiesen. Besonders interessant sind Untersuchungen zur Hepatotoxizität durch Medikamente, bei denen eine signifikante Verbesserung der Leberwerte beobachtet wurde [s90]. Dies zeigt sich in erhöhten Serumalbumin- und Gesamtproteinkonzentrationen sowie gesunkenen Bilirubinwerten. Für Menschen, die regelmäßig Medikamente einnehmen müssen, kann eine begleitende Mariendistel-Kur daher sinnvoll sein - natürlich nach Rücksprache mit dem behandelnden Arzt. Ein besonders effektiver Ansatz ist die Kombination der Mariendistel mit anderen leberstärkenden Kräutern. Eine bewährte Teemischung besteht aus Mariendistel, Pfefferminze, Süßholz, Kurkuma und Löwenzahnwurzel [s89]. Die Pfefferminze trägt mit ihren Antioxidantien zur Reduzierung von oxidativem Stress bei, während Süßholz zusätzliche entzündungshemmende Eigenschaften einbringt. Für die Zubereitung übergießt man einen Teelöffel der Kräutermischung mit kochendem Wasser und lässt sie 10-15 Minuten ziehen. Die jahrhundertelange Verwendung der Mariendistel in der traditionellen Medizin wird durch moderne Forschung bestätigt [s91]. Neben der Leber profitieren auch die Nieren von den protektiven Effekten der Pflanze. Dies ist besonders relevant bei Erkrankungen wie Diabetes oder Bluthochdruck, die sowohl Leber als auch Nieren belasten können. Eine präventive Anwendung kann hier das Risiko von Organschäden reduzieren.

Für eine optimale Wirkung empfiehlt sich eine Mariendistel-Kur über mehrere Wochen, wobei die Einnahme am besten auf drei Tagesdosen verteilt wird. Ein praktischer Tipp ist die Kombination mit fettreicher Nahrung, da dies die Aufnahme der fettlöslichen Wirkstoffe verbessert. Auch die Zubereitung als Öl-Extrakt ist möglich: Dafür werden die gemahlenen Samen in hochwertiges Olivenöl eingelegt und nach einigen Wochen gefiltert. Die Mariendistel kann auch präventiv eingesetzt werden, um die natürliche Entgiftungsfunktion der Leber zu unterstützen [s92]. Dabei ist wichtig zu verstehen, dass sie die körpereigenen Prozesse optimiert und nicht ersetzt. Eine gesunde Lebensweise mit ausgewogener Ernährung bleibt die Basis für eine gut funktionierende Leber. Besonders interessant ist die Kombination der Mariendistel mit anderen leberschützenden Substanzen wie N-Acetylcystein (NAC), Cholin und Alpha-Liponsäure [s93]. Diese Kombination unterstützt die Produktion von Glutathion, einem der wichtigsten körpereigenen Antioxidantien, und optimiert den Fettstoffwechsel in der Leber. Ein praktischer Ansatz ist hier die Entwicklung eines persönlichen "Leber-Unterstützungs-Protokolls", das diese verschiedenen Komponenten zeitlich aufeinander abstimmt.

## Glossar

**Flavonolignane**
Natürliche Verbindungen, die aus der Kombination von Flavonoiden und Lignanen entstehen und besonders in Heilpflanzen vorkommen.

**Hepatotoxizität**
Die giftige Wirkung von Substanzen auf die Leber, die zu Leberschäden führen kann und häufig durch Medikamente oder Chemikalien verursacht wird.

**Lipidperoxidation**
Ein schädigender Prozess in Zellmembranen, bei dem Fettsäuren durch freie Radikale oxidiert werden und zur Zellschädigung führen können.

**Silybin**
Der Hauptwirkstoff der Mariendistel, der die Regeneration der Leberzellen fördert und bei Vergiftungen durch den Knollenblätterpilz als Gegenmittel eingesetzt wird.

**Silymarin**
Ein pflanzlicher Wirkstoffkomplex, der auch als Mariendistel-Extrakt bekannt ist und zur Behandlung von Lebererkrankungen wie Zirrhose oder Hepatitis eingesetzt wird.

**Zusammenfassung - 3. 1. Leberreinigung**

- Bitterstoffe unterstützen aktiv die Ausscheidung von Schwermetallen durch die Leber mittels organoschwefelhaltiger Verbindungen
- Phytochelatine in Bitterkräutern binden als natürliche Chelatoren Schwermetalle und erleichtern deren Ausscheidung
- Bitterstoffe können metabolische Wege unterbrechen, die DNA-Schäden durch Schadstoffe fördern
- Die Polysaccharide des Löwenzahns unterstützen nachweislich die Regenerationsfähigkeit der Leber
- Ardha Matsyendrasana stimuliert durch gezielte Drehung die Wirbelsäulennerven und massiert die inneren Organe
- Kapalabhati-Atmung massiert durch rhythmische Zwerchfellbewegung die Leber
- Sarvangasana regt den Lymphfluss an und unterstützt dadurch Entgiftungsprozesse
- Silymarin, der Hauptwirkstoff der Mariendistel, besteht aus drei verschiedenen Flavonolignanen mit Silybin als aktivster Komponente (50-70%)
- Silymarin fungiert als "Toxinblockade" und verhindert die Bindung schädlicher Substanzen an Leberzell-Membranrezeptoren
- Die Kombination von Mariendistel mit N-Acetylcystein, Cholin und Alpha-Liponsäure optimiert die Glutathion-Produktion und den hepatischen Fettstoffwechsel

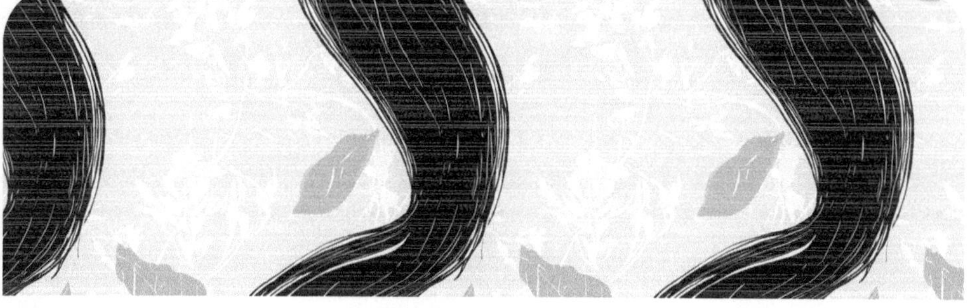

## 3. 2. Darmgesundheit

Wie beeinflusst die Gesundheit unseres Darms eigentlich unser gesamtes Wohlbefinden? Und welche Rolle spielt er bei der natürlichen Entgiftung unseres Körpers? Diese Fragen gewinnen in der modernen Gesundheitsforschung zunehmend an Bedeutung. Der Darm ist weit mehr als nur ein Verdauungsorgan - er beherbergt ein komplexes Ökosystem aus Mikroorganismen, das direkten Einfluss auf unsere Immunabwehr, unseren Stoffwechsel und sogar unsere mentale Gesundheit hat. Die Wissenschaft zeigt immer deutlicher: Ein gesunder Darm ist die Grundlage für erfolgreiche Entgiftungsprozesse im Körper. Dabei spielen verschiedene Faktoren zusammen - von der richtigen Ernährung über die Unterstützung nützlicher Darmbakterien bis hin zur gezielten Anwendung reinigender Kräuter. Die folgenden Abschnitte zeigen auf, wie Sie diese Erkenntnisse praktisch für Ihre Gesundheit nutzen können.

> *„Erwachsene sollten täglich 25-30 Gramm Ballaststoffe zu sich nehmen, um die positiven Effekte präbiotischer Lebensmittel optimal zu nutzen."*

### 3. 2. 1. Präbiotische Lebensmittel

Präbiotische Lebensmittel spielen eine zentrale Rolle für unsere Darmgesundheit und damit auch für unser allgemeines Wohlbefinden. Sie enthalten spezielle Ballaststoffe und resistente Stärke, die als Nahrung für die nützlichen Darmbakterien dienen [s94]. Diese Bakterien, auch als Mikrobiom bekannt, sind essentiell für verschiedene Körperfunktionen und beeinflussen sogar unsere Gehirngesundheit [s95]. Um die positiven Effekte präbiotischer Lebensmittel optimal zu nutzen, sollten Erwachsene täglich 25-30 Gramm Ballaststoffe zu sich nehmen [s95]. Dies lässt sich durch eine geschickte Kombination verschiedener Lebensmittel erreichen. Besonders reichhaltig an Präbiotika sind Zwiebelgewächse wie Lauch, Zwiebeln und Knoblauch, aber auch Gemüsesorten wie Spargel und Spinat [s96]. Eine praktische Möglichkeit, den Tag präbiotisch zu starten, ist beispielsweise ein Frühstück mit Haferflocken und einer reifen Banane.

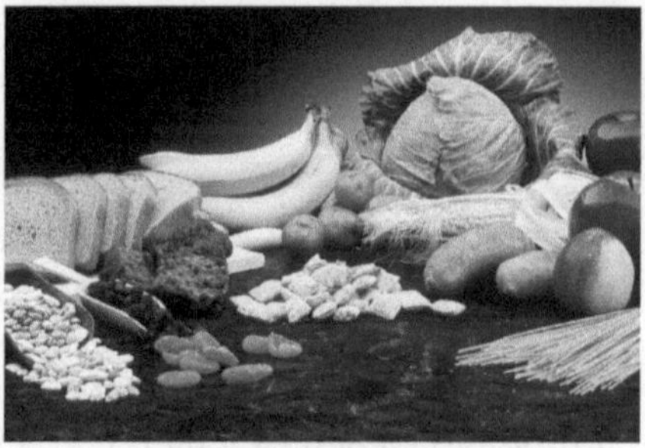

*Ballaststoffe* [i37]

Die Wirkungsweise von Präbiotika ist bemerkenswert: Sie gelangen unverdaut in die unteren Darmabschnitte, wo sie von den guten Darmbakterien fermentiert werden [s97]. Dieser Prozess führt zur Bildung wichtiger kurzkettiger Fettsäuren, die entzündungshemmend wirken und die Gehirnfunktion unterstützen [s95]. Ein ausgewogenes Abendessen könnte zum Beispiel aus einer Gemüsepfanne mit Zwiebeln, Knoblauch und Spargel bestehen, ergänzt durch Vollkornprodukte und Hülsenfrüchte. Präbiotische Lebensmittel haben noch weitere positive Eigenschaften: Sie unterstützen die Kalziumaufnahme und halten die Darmschleimhaut gesund [s97]. Zudem helfen sie bei der Entgiftung des Körpers, indem sie Toxine binden und deren Ausscheidung fördern [s98]. Um diese Vorteile zu nutzen, empfiehlt es sich, täglich verschiedene präbiotische Lebensmittel zu kombinieren. Eine Mittagsmahlzeit könnte beispielsweise einen Salat mit Chicorée und Löwenzahnblättern enthalten.

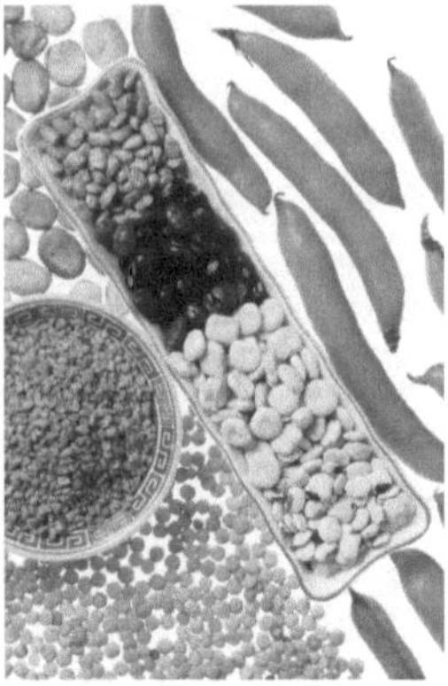
*Hülsenfrüchte* [i38]

Leider nehmen die meisten Menschen zu wenig Ballaststoffe und damit auch zu wenig Präbiotika zu sich [s98]. Dies kann durch eine bewusste Ernährungsumstellung verbessert werden. Praktische Tipps hierfür sind:
- Jede Hauptmahlzeit mit mindestens einer Portion Gemüse ergänzen
- Zwischenmahlzeiten mit präbiotischen Früchten wie Bananen gestalten
- Regelmäßig Hülsenfrüchte in den Speiseplan einbauen
- Raffinierte Getreideprodukte durch Vollkornvarianten ersetzen

Die Kombination von präbiotischen mit probiotischen Lebensmitteln kann die positiven Effekte noch verstärken [s94]. Während Präbiotika die vorhandenen guten Bakterien ernähren, führen Probiotika neue nützliche Bakterien zu [s97]. Ein ausgewogenes Frühstück könnte beispielsweise aus einem Naturjoghurt (probiotisch) mit Haferflocken und Banane (präbiotisch) bestehen. Eine präbiotikareiche Ernährung kann auch präventiv wirken und das Risiko für verschiedene chronische Erkrankungen reduzieren [s99]. Besonders interessant ist der Zusammenhang zwischen Ballaststoffaufnahme und Gehirngesundheit - eine ausreichende Versorgung kann sogar das

Schlaganfallrisiko senken [s98]. Um diese schützende Wirkung zu erzielen, ist eine langfristige Umstellung auf eine ballaststoffreiche, präbiotische Ernährung empfehlenswert. Für eine erfolgreiche Integration präbiotischer Lebensmittel in den Alltag ist es wichtig, die Umstellung schrittweise vorzunehmen. Dies gibt dem Verdauungssystem Zeit, sich anzupassen und vermeidet unangenehme Nebenwirkungen wie Blähungen. Beginnen Sie beispielsweise mit einer zusätzlichen Portion präbiotischen Gemüses pro Tag und steigern Sie die Menge langsam über mehrere Wochen.

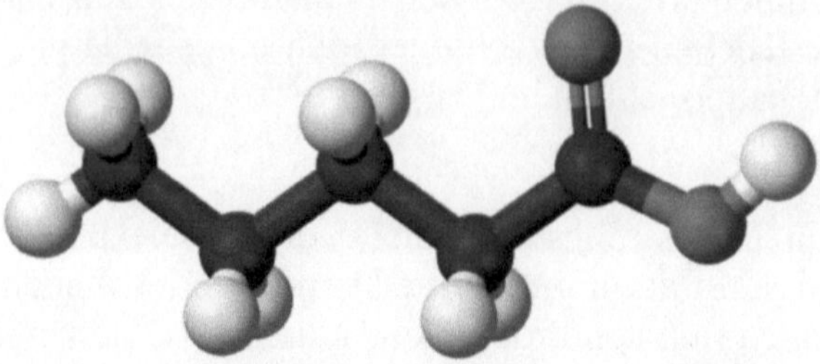

*kurzkettige Fettsäuren* [i39]

## Glossar

**Fermentation**
Biologischer Umwandlungsprozess durch Mikroorganismen, bei dem organische Stoffe unter Sauerstoffausschluss abgebaut werden. Ein Beispiel ist die Umwandlung von Zucker zu Milchsäure.

**Mikrobiom**
Die Gesamtheit aller Mikroorganismen, die den menschlichen Körper besiedeln. Ein erwachsener Mensch beherbergt etwa 1-2 kg Bakterien, hauptsächlich im Darm.

**Präbiotika**
Unverdauliche Nahrungsbestandteile, die als selektives Wachstumssubstrat für bestimmte Darmbakterien dienen. Sie unterscheiden sich von Probiotika dadurch, dass sie keine lebenden Mikroorganismen sind, sondern deren Nahrung.

## 3. 2. 2. Probiotische Unterstützung

Probiotische Unterstützung ist ein wesentlicher Baustein für eine gesunde Darmflora und damit für unser gesamtes Wohlbefinden. Die wissenschaftliche Forschung zeigt zunehmend, wie vielfältig die positiven Wirkungen dieser lebenden Mikroorganismen sind [s100]. Besonders bemerkenswert ist ihre Fähigkeit, das Wachstum nützlicher Bakterien zu fördern und gleichzeitig schädliche Keime zu verdrängen [s101]. Ein besonders interessanter Aspekt ist die gezielte Verwendung von Probiotika bei medizinischen Behandlungen. Studien belegen, dass sie beispielsweise während und nach einer Chemotherapie helfen können, die durch die Behandlung geschädigte Darmflora wieder aufzubauen [s102]. Dies ist besonders wichtig, da eine gesunde Darmflora wesentlich zur Immunabwehr beiträgt. Ein praktischer Tipp für Chemotherapie-Patienten ist es, bereits vor Behandlungsbeginn mit der probiotischen Unterstützung zu beginnen und diese während der gesamten Therapie fortzuführen. Die Wirksamkeit von Probiotika zeigt sich auch bei der Prävention von medikamentenbedingtem Durchfall. Dies ist einer der am besten untersuchten Bereiche der mikrobiomforschung [s103]. Um diese schützende Wirkung zu nutzen, empfiehlt es sich, bei einer Antibiotika-Therapie probiotische Präparate zeitversetzt einzunehmen - idealerweise mit mindestens zwei Stunden Abstand zur Antibiotikagabe.

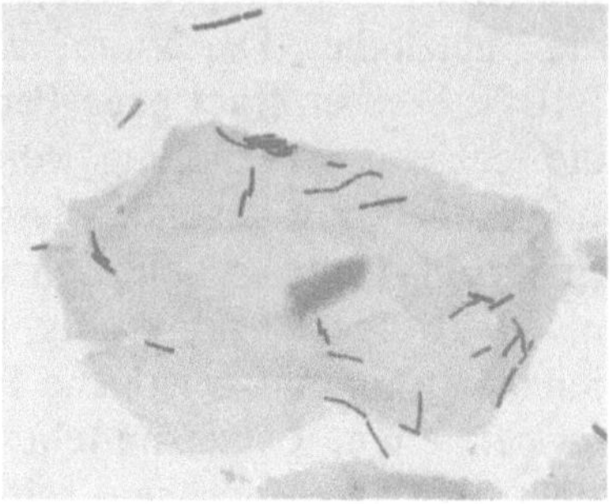

*Lactobacillus* [i40]

Besonders interessant ist die geschlechtsspezifische Wirkung von Probiotika. Bei Frauen können sie beispielsweise die vaginale Gesundheit unterstützen, indem sie das Bakteriengleichgewicht positiv beeinflussen [s104]. Lactobacillus-Stämme spielen hier eine besondere Rolle, da sie vor bakterieller Vaginose und Hefepilzinfektionen schützen können. Eine praktische Umsetzung wäre der regelmäßige Konsum fermentierter Milchprodukte wie Kefir oder spezieller probiotischer Getränke. Die Industrie reagiert auf diese Erkenntnisse mit einem wachsenden Angebot an probiotischen Produkten. Bis 2024 wird ein Marktwachstum auf fast 74 Milliarden prognostiziert [s103]. Dabei ist es wichtig zu wissen, dass nicht alle probiotischen Produkte gleich wirksam sind [s105]. Bei der Auswahl sollte man auf wissenschaftlich nachgewiesene Bakterienstämme achten und im Zweifelsfall Rücksprache mit medizinischem Fachpersonal halten. Ein vielversprechender Ansatz ist die Kombination von Probiotika mit praebiotika zu sogenannten Synbiotika [s106]. Diese Kombination maximiert die gesundheitlichen Vorteile beider Komponenten. Ein praktisches Beispiel wäre ein Frühstück aus Naturjoghurt mit fermentierten Früchten, kombiniert mit Haferflocken und einer reifen Banane. Besonders spannend ist die Forschung zur Rolle von Probiotika bei der Prävention von Darmkrebs. Studien deuten darauf hin, dass eine ausgewogene Darmflora das Risiko für Darmkrebs reduzieren könnte [s102]. Dies unterstreicht die Bedeutung einer langfristigen probiotischen Unterstützung, besonders für Menschen mit familiärer Vorbelastung. Für eine optimale Wirkung ist es wichtig, die probiotische Unterstützung systematisch anzugehen. Ein ganzheitlicher Ansatz zur Wiederherstellung der Darmgesundheit sollte alle relevanten Aspekte berücksichtigen [s107]. Dabei haben sich besonders sporenbasierte Probiotika als effektiv erwiesen, da sie die Darmbarriere nachweislich unterstützen.

Ein weiterer faszinierender Aspekt ist die Wirkung bestimmter Probiotika gegen problematische Keime wie Staphylococcus aureus. Forschungen zeigen, dass spezielle probiotische Stämme diese Bakterien aus dem Darm verdrängen können, ohne dabei die nützliche Darmflora zu schädigen [s101]. Dies eröffnet neue Perspektiven für die gezielte Behandlung von bakteriellen Infektionen. Für gesunde Menschen ist eine Ergänzung mit probiotischen Präparaten nicht zwingend notwendig [s105]. Hier reicht oft eine ausgewogene Ernährung mit fermentierten Lebensmitteln aus. Anders sieht es bei Menschen mit spezifischen Erkrankungen aus - sie können von gezielten probiotischen Interventionen deutlich profitieren.

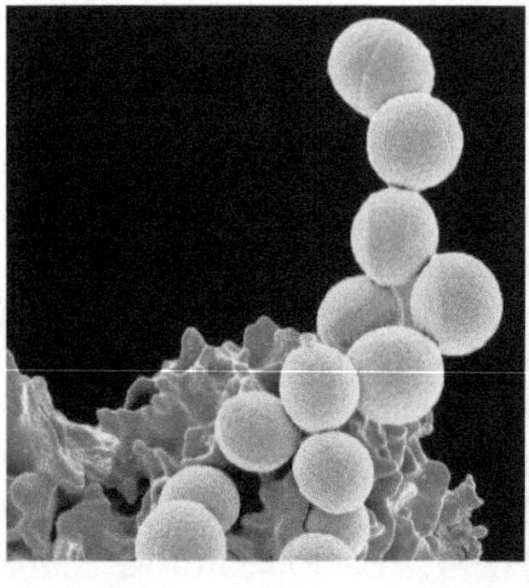
*Staphylococcus aureus* [i41]

### 3. 2. 3. Darmreinigende Kräuter

Darmreinigende Kräuter sind ein wichtiger Bestandteil natürlicher Entgiftungskuren und können die Darmgesundheit auf vielfältige Weise unterstützen. Die Wissenschaft bestätigt zunehmend die traditionelle Verwendung verschiedener Heilkräuter zur Darmreinigung und Verdauungsförderung [s108]. Besonders hervorzuheben ist die Artischocke mit ihren wertvollen Blättern. Sie regt nachweislich die Gallenproduktion an und unterstützt damit aktiv die körpereigenen Entgiftungsprozesse [s109]. In der praktischen Anwendung empfiehlt sich eine Artischocken-Tinktur, von der morgens und abends jeweils 20-30 Tropfen in etwas Wasser eingenommen werden können. Alternativ lässt sich auch ein Tee aus getrockneten Artischockenblättern zubereiten. Die Mariendistel nimmt eine Sonderstellung unter den darmreinigenden Kräutern ein. Sie schützt nicht nur das Lebergewebe vor schädlichen Substanzen, sondern optimiert auch die Gallenproduktion [s110] [s109]. Für eine effektive Anwendung kann Mariendistel als standardisierter Extrakt in Kapselform oder als Tee verwendet werden. Die empfohlene Tagesdosis liegt bei 200-400mg silymarin, dem Hauptwirkstoff der Mariendistel. Burdock-Wurzel, auch als Große Klette bekannt, verbessert sowohl die Leber- als auch die Verdauungsfunktion [s109]. Sie kann als Tee zubereitet werden, wobei die Wurzel etwa 15 Minuten in heißem Wasser ziehen sollte. Für eine Entgiftungskur empfiehlt sich eine dreiwöchige Anwendung mit zwei bis drei Tassen täglich. Ein weiteres bemerkenswertes Kraut ist die Lakritze, die sich durch ihre entzündungshemmenden Eigenschaften auszeichnet und beruhigend auf die Darmschleimhaut wirkt [s109]. Bei der Anwendung ist jedoch Vorsicht geboten - die Einnahme sollte vier bis sechs Wochen nicht überschreiten und bei Bluthochdruck ganz vermieden werden. Gelber Dock hat sich als vielseitiges Heilkraut bewährt. Seine dreifache Wirkung umfasst die Blutreinigung, Verbesserung der Leberfunktion und eine sanfte abführende Wirkung [s109]. Eine praktische Anwendungsmöglichkeit ist die Zubereitung eines Kaltauszugs: Dafür werden zwei Teelöffel der getrockneten Wurzel über Nacht in kaltem Wasser angesetzt und am nächsten Morgen gefiltert getrunken. Besonders interessant ist die präbiotische Wirkung verschiedener Heilkräuter. Sie können das Wachstum nützlicher Darmbakterien fördern und gleichzeitig unerwünschte Keime reduzieren [s108]. Eine ausgewogene Kräutermischung kann dabei die Darmbarriere stärken und gastrointestinale Beschwerden lindern.

Für eine effektive Darmreinigung empfiehlt sich eine Kombination verschiedener Kräuter. Ein bewährtes Rezept ist beispielsweise:
- 2 Teile Artischockenblätter
- 2 Teile Mariendistelfrüchte
- 1 Teil Gelber Dock
- 1 Teil Gentianwurzel

Diese Mischung kann als Tee zubereitet werden, wobei täglich drei Tassen über einen Zeitraum von vier bis sechs Wochen getrunken werden sollten. Wichtig ist dabei, die Kur langsam zu beginnen und die Dosierung schrittweise zu steigern, um dem Körper Zeit zur Anpassung zu geben. Die Anwendung darmreinigender Kräuter sollte stets in ein ganzheitliches Konzept eingebettet sein. Dabei ist auf ausreichende Flüssigkeitszufuhr zu achten - mindestens 2 Liter Wasser täglich unterstützen die reinigende Wirkung der Kräuter optimal. Auch eine ballaststoffreiche Ernährung verstärkt die positive Wirkung der Heilkräuter auf die Darmgesundheit. Bei der Verwendung von Heilkräutern ist es wichtig, auf Qualität und richtige Dosierung zu achten. Vor Beginn einer intensiven Kräuterkur, besonders bei bestehenden Vorerkrankungen oder der Einnahme von Medikamenten, sollte medizinischer Rat eingeholt werden.

**Zusammenfassung - 3. 2. Darmgesundheit**

- Präbiotische Ballaststoffe dienen als Nahrung für nützliche Darmbakterien und beeinflussen die Gehirngesundheit
- Erwachsene sollten täglich 25-30 Gramm Ballaststoffe zu sich nehmen
- Präbiotika werden im Darm fermentiert und bilden entzündungshemmende kurzkettige Fettsäuren
- Die Kombination von präbiotischen mit probiotischen Lebensmitteln verstärkt die positiven Effekte
- Eine ausreichende Ballaststoffaufnahme kann das Schlaganfallrisiko senken
- Probiotika können während Chemotherapie die geschädigte Darmflora wieder aufbauen
- Der globale Probiotika-Markt wird bis 2024 auf 74 Milliarden prognostiziert
- Sporenbasierte Probiotika unterstützen nachweislich die Darmbarriere
- Spezielle probiotische Stämme können Staphylococcus aureus aus dem Darm verdrängen
- Artischocke regt die Gallenproduktion an und unterstützt Entgiftungsprozesse
- Mariendistel schützt Lebergewebe und optimiert die Gallenproduktion mit 200-400mg Silymarin Tagesdosis
- Lakritze wirkt entzündungshemmend auf die Darmschleimhaut, sollte aber maximal 6 Wochen angewendet werden
- Heilkräuter können präbiotisch wirken und das Wachstum nützlicher Darmbakterien fördern

## 3. 3. Lymphsystem aktivieren

Wie funktioniert eigentlich unser Lymphsystem und welche Rolle spielt es bei der natürlichen Entgiftung des Körpers? Was können wir selbst tun, um dieses wichtige Transportsystem zu unterstützen und seine Funktion zu optimieren? Das Lymphsystem durchzieht als feines Netzwerk unseren gesamten Körper und ist maßgeblich an der Beseitigung von Stoffwechselabfällen und dem Transport von Immunzellen beteiligt. Seine Aktivität beeinflusst nicht nur unsere Gesundheit, sondern spiegelt sich auch in unserem äußeren Erscheinungsbild wider - von der Gewebestraffheit bis hin zu einem klaren Hautbild. Anders als das Herz-Kreislauf-System verfügt das Lymphsystem über keine eigene Pumpe. Es ist daher auf gezielte Unterstützung angewiesen, um optimal arbeiten zu können. Durch die richtige Kombination aus Selbstmassage, Bewegung und Ernährung lässt sich die Lymphzirkulation nachweislich verbessern. Die folgenden Abschnitte zeigen praxiserprobte Methoden, wie Sie Ihr Lymphsystem gezielt aktivieren und seine natürliche Entgiftungsfunktion fördern können.

> *„Trockenbrüsten mit einer Naturborstenbrüste in Richtung Herz regt die Lymphzirkulation an und unterstützt die Freisetzung von Toxinen.“*

### 3. 3. 1. Lymphdrainagen für zu Hause

Die Selbstlymphdrainage ist eine effektive Methode, um das Lymphsystem zu Hause zu aktivieren und die Gesundheit sowie das allgemeine Wohlbefinden zu fördern [s111]. Diese sanfte Massagetechnik hilft dabei, überschüssige Flüssigkeiten aus geschwollenen Bereichen zu den gesunden Lymphknoten zu transportieren und unterstützt gleichzeitig die natürliche Entgiftung des Körpers [s112]. Für eine erfolgreiche Lymphdrainage zu Hause ist die richtige Vorbereitung essentiell. Wählen Sie einen ruhigen Raum und sorgen Sie für eine angenehme Atmosphäre. Wärmen Sie Ihre Hände vor der Behandlung auf und nehmen Sie eine bequeme Position ein [s113]. Die Durchführung sollte idealerweise auf nüchternen Magen erfolgen, da dies die Wirksamkeit der Behandlung erhöht [s114]. Die Grundtechnik der Lymphdrainage basiert auf sanften, rhythmischen Bewegungen. Beginnen Sie mit der Aktivierung der zentralen Lymphbereiche - dazu gehören die Bereiche über dem Schlüsselbein und in den Achselhöhlen [s112]. Die Bewegungen erfolgen stets in Richtung Herz, mit leichtem Druck und entspannten Händen. Die Haut wird dabei sanft gedehnt und wieder losgelassen [s112]. Ein wichtiger Bestandteil der Lymphdrainage ist die tiefe Zwerchfellatmung. Sie fördert die Bewegung der Lymphe durch den Blutkreislauf und unterstützt die Ausscheidung von Toxinen [s115]. Praktizieren Sie während der Massage regelmäßig tiefe Atemzüge, um die Wirkung zu verstärken. Für eine ganzheitliche Lymphaktivierung können verschiedene Techniken kombiniert werden: 1. Trockenbürsten: Führen Sie morgens vor dem Duschen sanfte, aufwärtsgerichtete Bewegungen mit einer Naturborstenbürste in Richtung Herz aus [s116]. Dies regt die Lymphzirkulation an und unterstützt die Freisetzung von Toxinen. 2. Bewegungsübungen: Integrieren Sie moderate Bewegung in Ihren Alltag. Besonders effektiv ist das Rebounding auf einem Mini-Trampolin, da die vertikalen Bewegungen das Lymphsystem optimal stimulieren [s115]. Auch Tanzen, Gartenarbeit oder leichter Sport sind förderlich. 3. Gesichtslymphdrainage: Führen Sie sanfte Streichbewegungen von der Gesichtsmitte nach außen aus. Dies kann Schwellungen reduzieren und die Hautgesundheit verbessern [s116]. Verwenden Sie dabei entweder Ihre Hände oder spezielle Massagewerkzeuge [s117]. Für Menschen mit Lymphödemen ist die decongestive lymphatic therapy (DLT) besonders wichtig. Diese umfasst neben der manuellen Lymphdrainage auch das Tragen von Kompressionsbandagen oder -kleidung, spezielle Übungen und sorgfältige Hautpflege [s118]. In der Erhaltungsphase können einfache Selbstmassagetechniken angewendet werden. Nach der Lymphdrainage ist die Nachsorge wichtig: Trinken Sie ausreichend Wasser und gönnen Sie Ihrem Körper Ruhe, damit er die Behandlung optimal verarbeiten kann [s113]. Führen Sie die Selbstmassage idealerweise täglich durch, um die besten Ergebnisse zu erzielen [s112]. Die regelmäßige Durchführung von Lymphdrainagen zu Hause kann nicht nur Schwellungen reduzieren, sondern auch das Immunsystem stärken und die allgemeine Gesundheit verbessern [s111]. Durch die sanften, entspannenden Bewegungen wird zudem Stress abgebaut und das Wohlbefinden gesteigert [s114]. Beachten Sie bei der Selbstanwendung stets die grundlegenden Prinzipien: sanfter Druck, rhythmische Bewegungen und die Beachtung der Flussrichtung zum Herzen. Bei bestehenden gesundheitlichen Problemen sollten Sie die Techniken zunächst mit einem Spezialisten erlernen, bevor Sie sie selbstständig anwenden [s118].

### Glossar

**decongestive lymphatic therapy**
Eine medizinische Behandlungsmethode, die aus vier Komponenten besteht: Manuelle Lymphdrainage, Kompressionstherapie, Hautpflege und spezielle Bewegungsübungen. Wird hauptsächlich bei chronischen Lymphödemen eingesetzt.

**Lymphödem**
Eine krankhafte Schwellung durch Ansammlung von Gewebeflüssigkeit, die entsteht wenn das Lymphsystem nicht richtig arbeitet. Tritt häufig in Armen oder Beinen auf.

## 3. 3. 2. Bewegungsübungen zur Lymphaktivierung

Bewegungsübungen spielen eine zentrale Rolle bei der Aktivierung des Lymphsystems und können effektiv in den Alltag integriert werden. Das Lymphsystem als wichtiges Transportsystem unseres Körpers reagiert besonders gut auf rhythmische Bewegungen und sanfte körperliche Aktivität [s119]. Eine besonders effektive Übungsroutine besteht aus drei Hauptkomponenten, die jeweils spezifische Bereiche des Lymphsystems ansprechen. Beginnen Sie mit Atem-Squats, die eine Verbindung zwischen Bewegung und bewusster Atmung herstellen. Führen Sie 20 Wiederholungen durch, wobei Sie beim Heben der Arme einatmen und beim Hinuntergehen in die Hocke ausatmen. Diese koordinierte Bewegung aktiviert sowohl die Lymphgefäße in den Beinen als auch im Oberkörper [s119]. Als zweite Übung folgt das Wadenheben, ebenfalls mit 20 Wiederholungen. Dabei ist es wichtig, sich bewusst über die Zehen abzurollen und gleichzeitig die Beckenbodenmuskulatur leicht zu aktivieren. Diese Übung nutzt die natürliche Pumpfunktion der Wadenmuskeln, die als "zweites Herz" bezeichnet werden, da sie maßgeblich am Rücktransport der Lymphflüssigkeit beteiligt sind [s119]. Die dritte Komponente ist eine spezielle Form der Bauchatmung, die für zwei Minuten mit erhobenen Beinen an der Wand ausgeführt wird. Diese Position unterstützt den natürlichen Lymphfluss durch die Schwerkraft. Achten Sie darauf, dass sich Ihr Bauch beim Einatmen hebt und beim Ausatmen senkt [s119]. Für optimale Ergebnisse kann diese Routine durch Rebounding ergänzt werden. Dabei handelt es sich um sanfte Sprungübungen auf einem Mini-Trampolin, die 3-5 Mal pro Woche für mindestens 10 Minuten durchgeführt werden sollten. Wichtig ist eine graduelle Steigerung von Zeit und Intensität, um dem Körper die Möglichkeit zur Anpassung zu geben [s120]. Besonders wertvoll für Menschen mit lymphoedemen oder Lipödemen ist die Integration von LymphYoga in den Bewegungsalltag. Diese spezielle Form des Yogas wurde entwickelt, um besonders gelenkschonend zu sein und gleichzeitig die lymphatische Drainage zu unterstützen [s121]. Die Übungen können durch aktive Entspannungstechniken wie Meditation, Tai Chi oder Qi Gong ergänzt werden, die sich als besonders wirksam bei der Behandlung von Lymphödemen erwiesen haben [s121]. Für eine optimale Wirkung der Bewegungsübungen empfiehlt es sich, zusätzlich auf eine gute Dehnung der Waden und Hüften zu achten. Dies unterstützt die Funktion der Wadenpumpe und verbessert den Lymphfluss in den unteren

Extremitäten [s119]. Die gezielte Kombination von Entstauungsübungen und angepassten Trainingseinheiten kann nicht nur die Mobilität verbessern, sondern auch effektiv zur Reduzierung von Schwellungen beitragen [s121]. Um die Übungen optimal in den Alltag zu integrieren, empfiehlt sich ein fester Zeitplan, beispielsweise morgens nach dem Aufstehen oder abends vor dem Schlafengehen. Die Regelmäßigkeit ist dabei wichtiger als die Intensität der einzelnen Einheiten. Beginnen Sie mit kurzen Übungssequenzen und steigern Sie diese allmählich entsprechend Ihrer persönlichen Kapazität und Ihres Wohlbefindens. Beachten Sie bei allen Übungen, dass sie nie schmerzhaft sein sollten und passen Sie die Intensität Ihren individuellen Bedürfnissen an. Bei bestehenden gesundheitlichen Einschränkungen ist es ratsam, die Übungen zunächst unter professioneller Anleitung zu erlernen und erst dann in die eigenständige Praxis zu übernehmen.

## Glossar

**Lipödem**
Eine chronische und fortschreitende Erkrankung des Fettgewebes, die hauptsächlich Frauen betrifft und sich durch symmetrische Fettverteilungsstörungen an Beinen und Armen auszeichnet.

**Rebounding**
Eine Trainingsmethode auf einem speziellen Mini-Trampolin, die durch die wechselnde Schwerkrafteinwirkung besonders effektiv das Lymphsystem und das Herz-Kreislauf-System stimuliert.

### 3. 3. 3. Lymphaktivierende Ernährung

Eine lymphaktivierende Ernährung bildet das Fundament für ein optimal funktionierendes Lymphsystem und unterstützt aktiv die körpereigenen Entgiftungsprozesse [s122]. Da das Lymphsystem als körpereigenes "Abwassersystem" fungiert und maßgeblich an der Regulation der Flüssigkeitsniveaus in den Geweben beteiligt ist [s123], kommt der richtigen Ernährung eine Schlüsselrolle zu. Besonders wertvoll sind entzündungshemmende Lebensmittel aus der Gruppe der Kreuzblütler. Dazu gehören beispielsweise Brokkoli, Blumenkohl und Rosenkohl. Diese Gemüsesorten können optimal in Dampfgarern zubereitet werden, um ihre wertvollen Inhaltsstoffe zu bewahren. Auch dunkelgrünes Blattgemüse wie Spinat, Grünkohl und Mangold sollte täglich auf dem Speiseplan stehen [s122]. Ein praktischer Tipp ist hier die Zubereitung eines grünen Smoothies zum Frühstück, der diese Gemüsesorten mit antioxidantienreichen Beeren kombiniert. Beeren und Zitrusfrüchte nehmen durch ihre antioxidativen Eigenschaften eine Sonderstellung ein [s124]. Sie können beispielsweise als Snack zwischen den Mahlzeiten oder als Topping für das Frühstücksmüsli verwendet werden. Besonders effektiv ist die Kombination verschiedener Beerensorten wie Heidelbeeren, Himbeeren und Brombeeren. Die Integration gesunder Fette ist essentiell für ein gut funktionierendes Lymphsystem [s125]. Omega-3-reiche Lebensmittel wie Wildlachs, Makrele, Chiasamen und Walnüsse sollten regelmäßig konsumiert werden [s122]. Ein praktischer Ansatz ist hier die Zubereitung einer wöchentlichen Fischmahlzeit sowie das tägliche Einstreuen von Nüssen und Samen in Müsli oder Salate. Kräuter und Gewürze spielen eine wichtige unterstützende Rolle. Besonders Ingwer, Knoblauch und Kurkuma haben sich als wertvoll erwiesen [s126]. Diese können geschickt in die tägliche Küche integriert werden - sei es als Ingwertee am Morgen, als Knoblauch in der warmen Mahlzeit oder als Kurkuma-Latte am Abend. Heilkräuter wie Ringelblume, Echinacea und Löwenzahn können als Tee oder Supplement die lymphatische Drainage zusätzlich unterstützen [s126]. Ein bewährtes Ritual ist hier das Trinken von zwei bis drei Tassen Kräutertee über den Tag verteilt. Ebenso wichtig wie die Integration bestimmter Lebensmittel ist das Vermeiden von problematischen Nahrungsmitteln. Verarbeitete Lebensmittel, zucker- und fettreiche Produkte sowie raffinierte Pflanzenöle sollten stark reduziert werden, da sie Entzündungen fördern und die lymphatische Funktion beeinträchtigen können [s122]. Bei speziellen Ernährungsformen, wie einer fettarmen Diät, ist besondere Vorsicht geboten. Hier kann eine Ergänzung mit essentiellen Fettsäuren und fettlöslichen Vitaminen notwendig sein, um Mangelerscheinungen vorzubeugen [s127]. Eine engmaschige Überwachung durch Ernährungsexperten ist in solchen Fällen ratsam. Ein praktischer Ansatz für den Alltag ist die Einführung einer "Lymph-Detox-Woche" alle zwei Monate, in der der Fokus besonders auf lymphaktivierende Lebensmittel gelegt wird. Während dieser Zeit kann auch eine unterstützende Leberentgiftung durch spezielle Enzyme sinnvoll sein [s126]. Die Umstellung auf eine lymphaktivierende Ernährung sollte schrittweise erfolgen. Beginnen Sie mit der Integration einzelner Komponenten und erweitern Sie diese nach und nach. Achten Sie dabei besonders auf die Qualität der Lebensmittel und bevorzugen Sie Bio-Produkte, um die Schadstoffbelastung zu minimieren [s125].

### Glossar

**Antioxidantien**

Substanzen, die schädliche freie Radikale im Körper neutralisieren und so Zellen vor oxidativem Stress schützen. Sie spielen eine wichtige Rolle bei der Prävention von Zellschäden.

**Echinacea**

Eine nordamerikanische Heilpflanze, auch Sonnenhut genannt. Die Pflanze enthält immunstimulierende Wirkstoffe und wird traditionell zur Stärkung der körpereigenen Abwehrkräfte eingesetzt.

**Kreuzblütler**

Eine Pflanzenfamilie, zu der etwa 3000 Arten gehören. Die Pflanzen haben typischerweise vier Blütenblätter in Kreuzform angeordnet. Viele Gemüsesorten dieser Familie sind reich an sekundären Pflanzenstoffen.

**Zusammenfassung - 3. 3. Lymphsystem aktivieren**

- Die Selbstlymphdrainage sollte idealerweise auf nüchternen Magen erfolgen, um die Wirksamkeit zu erhöhen
- Die Grundtechnik basiert auf sanften Bewegungen in Richtung Herz, beginnend mit der Aktivierung der zentralen Lymphbereiche über dem Schlüsselbein
- Tiefe Zwerchfellatmung während der Massage verstärkt die Toxinausscheidung
- Rebounding auf einem Mini-Trampolin stimuliert das Lymphsystem durch vertikale Bewegungen optimal
- Die decongestive lymphatic therapy (DLT) kombiniert manuelle Lymphdrainage mit Kompressionsbandagen und speziellen Übungen
- Atem-Squats mit 20 Wiederholungen aktivieren Lymphgefäße in Beinen und Oberkörper gleichzeitig
- Die Wadenmuskeln fungieren als "zweites Herz" beim Rücktransport der Lymphflüssigkeit
- LymphYoga wurde speziell für Menschen mit Lymph- oder Lipödemen entwickelt
- Kreuzblütler-Gemüse und dunkelgrünes Blattgemüse unterstützen aktiv die Lymphfunktion
- Die Kombination von Omega-3-Fettsäuren mit antioxidativen Beeren optimiert die Lymphaktivierung
- Heilkräuter wie Ringelblume, Echinacea und Löwenzahn fördern die lymphatische Drainage
- Eine fettarme Diät kann Mangelerscheinungen bei fettlöslichen Vitaminen verursachen und die Lymphfunktion beeinträchtigen

**Rückblick - 3. Körpersysteme entgiften**

- Bitterstoffe wie Enzian und Löwenzahn unterstützen aktiv die Entgiftung von Schwermetallen durch Phytochelatine.
- Die antioxidativen Eigenschaften der Bitterstoffe reduzieren nachweislich die Lebertoxizität durch Umweltgifte.
- Leberreinigendes Yoga kombiniert spezielle Asanas mit Pranayama-Techniken zur Verbesserung der Durchblutung und Entgiftung.
- Die Ardha Matsyendrasana Drehposition massiert gezielt die inneren Organe und stimuliert die Wirbelsäulennerven.
- Silymarin aus der Mariendistel schützt die Leberzellen durch eine "Toxinblockade" an den Membranrezeptoren.
- Präbiotische Ballaststoffe fördern die Bildung kurzkettiger Fettsäuren, die entzündungshemmend wirken und die Gehirnfunktion unterstützen.
- Die Kombination von Pro- und Präbiotika zu Synbiotika maximiert deren positive Wirkungen auf die Darmgesundheit.
- Sporenbasierte Probiotika erweisen sich als besonders effektiv bei der Unterstützung der Darmbarriere.
- Die decongestive lymphatic therapy (DLT) kombiniert manuelle Lymphdrainage mit Kompressionstherapie und speziellen Übungen.
- Rebounding auf einem Mini-Trampolin aktiviert durch die wechselnde Schwerkrafteinwirkung besonders effektiv das Lymphsystem.
- Kreuzblütlergemüse und Omega-3-reiche Lebensmittel unterstützen nachweislich die lymphatische Drainage.
- Die Integration von Heilkräutern wie Echinacea und spezifischen Enzymen optimiert die Lymph-Detox-Phasen.
- Während sich die bisherigen Entgiftungsstrategien auf einzelne Körpersysteme konzentrierten, zeigt der folgende Abschnitt, wie diese im Jahresrhythmus optimal aufeinander abgestimmt werden können.

# 4. Entgiftung im Jahresrhythmus

Wie können wir die natürlichen Entgiftungsprozesse unseres Körpers optimal unterstützen? Welche Rolle spielt dabei der Jahresrhythmus und wie können wir ihn für eine effektive Entgiftung nutzen? Diese Fragen beschäftigen nicht nur Gesundheitsbewusste, sondern zunehmend auch Menschen, die nach nachhaltigen Wegen suchen, ihre Vitalität zu steigern. Der menschliche Körper verfügt über ausgeklügelte Entgiftungsmechanismen, die sich im Laufe der Evolution entwickelt haben. Diese natürlichen Prozesse folgen den Rhythmen der Jahreszeiten - vom energetischen Frühjahrserwachen über die stoffwechselaktiven Sommermonate bis hin zur herbstlichen Vorbereitung auf die Winterruhe. Das Verständnis dieser zeitlichen Abläufe ermöglicht es uns, Entgiftungskuren gezielt und im Einklang mit den körpereigenen Systemen durchzuführen. Die folgenden Kapitel bieten einen wissenschaftlich fundierten Einblick in die Zusammenhänge zwischen jahreszeitlichen Zyklen und körperlicher Entgiftung. Sie erfahren, wie Sie diese natürlichen Prozesse durch gezielte Maßnahmen unterstützen können - von der morgendlichen Routine bis hin zu monatlichen Reinigungstagen.

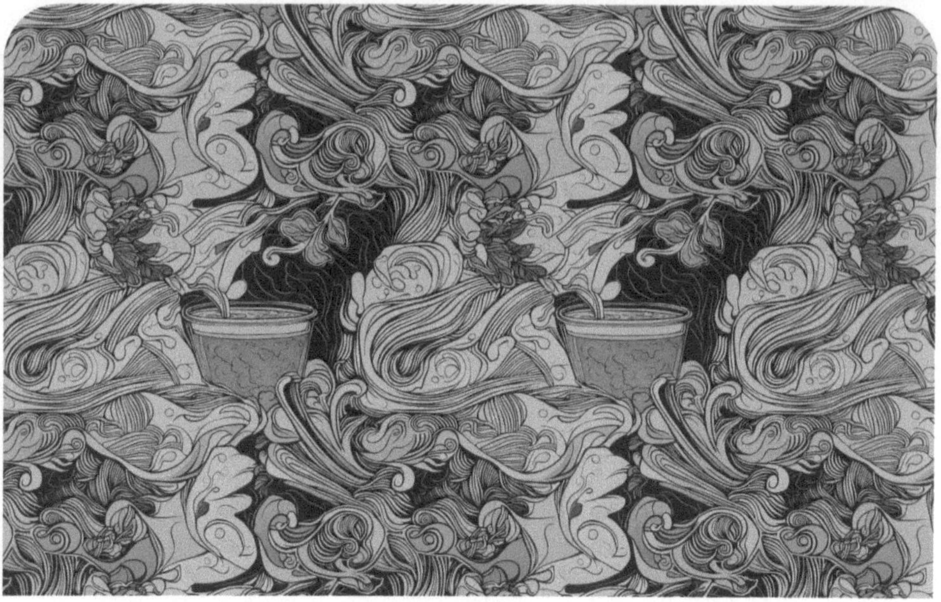

## 4. 1. Saisonale Entgiftungskuren

Wie wirken sich die verschiedenen Jahreszeiten auf unseren Stoffwechsel und unsere Entgiftungsprozesse aus? Welche natürlichen Rhythmen können wir nutzen, um unseren Körper optimal zu unterstützen? Die Natur bietet uns in jeder Jahreszeit besondere Möglichkeiten zur Entgiftung - vom energetisierenden Frühjahrsputz über die leichte Sommerreinigung bis zur stärkenden Herbstkur. Die saisonale Anpassung von Entgiftungskuren folgt dabei einem ganzheitlichen Ansatz: Während im Frühjahr der Fokus auf dem Neustart liegt, unterstützt der Sommer mit seiner Wärme und Fülle an frischen Lebensmitteln sanfte Reinigungsprozesse. Der Herbst wiederum bereitet den Körper gezielt auf die kalte Jahreszeit vor. Doch welche spezifischen Methoden eignen sich für welche Jahreszeit? Die folgenden Kapitel zeigen detailliert auf, wie Sie die besonderen Qualitäten jeder Jahreszeit für Ihre persönliche Entgiftung optimal nutzen können. Sie erfahren, welche Lebensmittel, Kräuter und Anwendungen sich zu welcher Zeit besonders eignen und wie Sie diese in Ihren Alltag integrieren.

> *„Die ersten Tage einer Entgiftungskur können von Müdigkeit und Kopfschmerzen begleitet sein - dies sind normale Begleiterscheinungen des Entgiftungsprozesses, die mit der Zeit nachlassen.“*

### 4. 1. 1. Frühjahrsreinigung

Die Frühjahrsreinigung stellt einen idealen Zeitpunkt dar, um den Körper von angesammelten Toxinen zu befreien und neue Vitalität zu gewinnen [s128]. Nach den oft bewegungsarmen Wintermonaten und möglichen Feiertagsexzessen bietet der Frühling die perfekte Gelegenheit, den Reset-Knopf zu drücken und einen Neustart für Körper und Geist einzuleiten [s129]. Die Anzeichen einer Toxinbelastung können sich auf verschiedene Weise bemerkbar machen. Typische Symptome sind eine deutlich sichtbare weiße Zungenbeläge, ein spürbarer Energiemangel, unangenehme Körpergerüche sowie Verdauungsbeschwerden [s129]. Um diese Symptome anzugehen, empfiehlt sich ein ganzheitlicher Ansatz, der verschiedene Aspekte der Entgiftung kombiniert. Ein wesentlicher Baustein ist die Ernährungsumstellung. Experten empfehlen eine naturbelassene, biologische und überwiegend pflanzliche Ernährung [s129]. Beginnen Sie den Tag mit einem Glas warmem Zitronenwasser, das die Entgiftungsorgane sanft aktiviert. Integrieren Sie verstärkt entgiftungsfördernde Lebensmittel wie Rote Bete, Knoblauch, Zwiebeln, grünes Blattgemüse, Äpfel und verschiedene Nüsse in Ihren Speiseplan [s130]. Gleichzeitig sollten Sie auf bestimmte Lebensmittel verzichten: Alkohol, stark verarbeitete Produkte und zucker- haltige Speisen haben während der Entgiftungsphase Pause [s130]. Die Hydration spielt eine zentrale Rolle: Trinken Sie täglich 3-4 Liter Wasser, um die Ausleitung von Giftstoffen zu unterstützen [s130]. Ergänzend können spezielle Kräutertees eingesetzt werden, die in drei Kategorien unterteilt sind: Tees zur Verdauungsunterstützung, zur Lebergesundheit und zur Toxinausleitung [s131]. Diese Tees sind reich an antioxidantien und unterstützen die körpereigenen Reinigungsprozesse [s131]. Bewegung ist ein weiterer wichtiger Aspekt der Frühjahrsreinigung [s128]. Moderate körperliche Aktivität wie Yoga, leichtes Joggen oder Spaziergänge in der Natur regen den Stoffwechsel an und unterstützen die Entgiftung. Ergänzen Sie dies mit regelmäßigen Atemübungen, die nicht nur die Sauerstoffversorgung verbessern, sondern auch zur mentalen Entspannung beitragen [s130]. Für eine optimale Entgiftung empfehlen sich zusätzliche Körperbehandlungen wie Lymphdrainagen, Infrarotsauna-Sitzungen oder Kryotherapie [s132]. Diese Anwendungen fördern die Durchblutung und unterstützen die Ausleitung von Schadstoffen über die Haut. Die Dauer einer Frühjahrsreinigung sollte gut geplant werden. Ein Zeitraum von einer bis vier Wochen hat sich als effektiv erwiesen [s132], wobei 21 Tage als maximale Dauer empfohlen werden [s128]. Wichtig ist zu wissen, dass die ersten Tage herausfordernd sein können: Müdigkeit und Kopfschmerzen sind normale Begleiterscheinungen des Entgiftungsprozesses, die jedoch mit der Zeit nachlassen [s130]. Vernachlässigen Sie während der Kur nicht die emotionalen und mentalen Aspekte [s128]. Meditation, Achtsamkeitsübungen oder ein Entgiftungs-Tagebuch können helfen, den Prozess bewusster zu gestalten und nachhaltige Gewohnheiten zu etablieren. Die Belohnung für die Mühen ist vielfältig: Neben gesteigerter Vitalität und einem leichteren Körpergefühl berichten viele Menschen von weniger Blockaden und verbesserter mentaler Klarheit [s130]. Die Frühjahrsreinigung kann so den Grundstein für ein gesünderes und energiegeladeneres Jahr legen. Beachten Sie, dass eine Entgiftungskur individuell angepasst werden sollte. Bei bestehenden Gesundheitsproblemen oder Unsicherheiten ist eine Rücksprache mit medizinischem Fachpersonal ratsam, um die für Sie optimale Form der Frühjahrsreinigung zu finden.

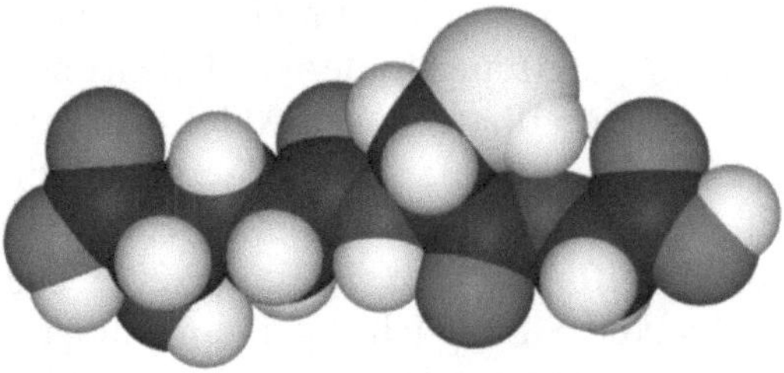

*Antioxidantien* [i42]

## 4. 1. 2. Sommerliche Entgiftung

Die sommerliche Entgiftung bietet besondere Chancen, da die warme Jahreszeit optimal für sanfte Reinigungsprozesse geeignet ist. Das Feuer-Element des Sommers steht in enger Verbindung mit Herz, Kreislauf und der Regulierung der Körpertemperatur [s133], was die Entgiftungsprozesse auf natürliche Weise unterstützt. Die Fülle an saisonalem Obst und Gemüse im Sommer [s134] macht diese Zeit ideal für eine nährstoffreiche Entgiftungskur. Besonders wertvoll sind dabei Zitrusfrüchte, von denen mindestens zwei Portionen pro Woche verzehrt werden sollten. Dabei lässt sich die Nährstoffaufnahme noch steigern, indem auch Fruchtfleisch und Schale verwendet werden [s135]. Ein praktischer Tipp ist hier die Zubereitung von Zitronen-Smoothies: Verwenden Sie die ganze, unbehandelte Zitrone - natürlich ohne Kerne - und mixen Sie diese mit sommerlichen Früchten wie Pfirsichen oder Nektarinen. Die Flüssigkeitsversorgung spielt bei der sommerlichen Entgiftung eine zentrale Rolle. Experten empfehlen, täglich mindestens 8-10 Tassen Flüssigkeit zu sich zu nehmen [s135]. Ein erfrischendes und entgiftungsförderndes Getränk lässt sich leicht selbst herstellen: Kombinieren Sie Gurkenscheiben mit frischer Minze und Zitronenscheiben in einem Krug Wasser und lassen Sie dies über Nacht im Kühlschrank ziehen [s136].

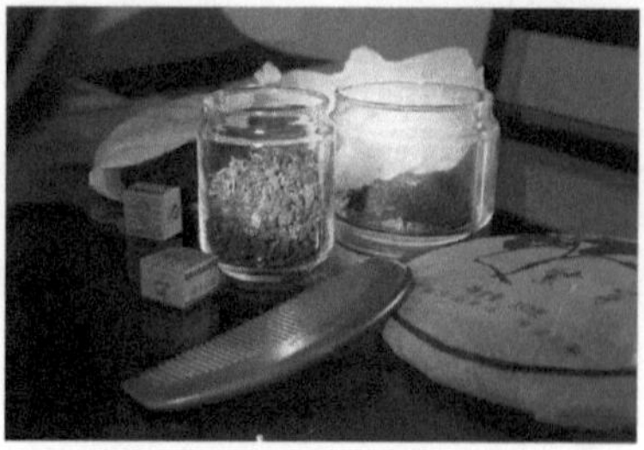

*Grüner Tee* [i43]

Grüner Tee verdient besondere Aufmerksamkeit in der sommerlichen Entgiftungskur. Reich an Antioxidantien, unterstützt er die Entgiftungsprozesse des Körpers [s136]. Ein praktischer Ansatz ist es, morgens eine Tasse heißen grünen Tee zu trinken und über den Tag verteilt gekühlten grünen Tee als erfrischende Alternative zu genießen. Während der Entgiftungsphase sollten bestimmte Lebensmittel gemieden werden. Dazu gehören insbesondere Weizen und Milchprodukte [s136], da diese die Verdauung belasten können. Stattdessen empfiehlt sich der großzügige Verzehr von wasserreichem Obst, das nicht nur zur Entgiftung beiträgt, sondern auch die Energie steigert [s136]. Die Verwendung saisonaler Tonika kann die Balance der Körperelemente zusätzlich unterstützen [s133]. Ein bewährtes Sommertonikum lässt sich aus frischen Kräutern wie

Brennnessel, Löwenzahn und Schafgarbe herstellen. Diese können als Tee aufgegossen oder in grüne Smoothies integriert werden. Die Verfügbarkeit lokaler Produkte erreicht im August ihren Höhepunkt [s134]. Nutzen Sie diese Zeit, um Ihren Speiseplan mit einer Vielfalt an frischen, regionalen Produkten zu bereichern. Ein praktischer Ansatz ist es, wöchentlich lokale Märkte zu besuchen und sich von der saisonalen Auswahl inspirieren zu lassen. Bereiten Sie beispielsweise täglich einen großen Salat zu, der mindestens fünf verschiedene lokale Gemüsesorten enthält. Die sommerliche Entgiftung sollte als ganzheitlicher Prozess verstanden werden, der die besonderen Eigenschaften der Jahreszeit nutzt. Das Feuer-Element des Sommers [s133] kann durch entsprechende Aktivitäten im Freien unterstützt werden. Morgendliche Yoga-Übungen im Garten oder barfuß Gehen auf taufrischem Gras können den Entgiftungsprozess zusätzlich fördern. Beachten Sie, dass eine sommerliche Entgiftungskur individuell angepasst werden sollte. Die warmen Temperaturen und erhöhte Schweißproduktion erfordern besondere Aufmerksamkeit bei der Flüssigkeits- und Elektrolytversorgung. Bei bestehenden gesundheitlichen Einschränkungen sollten Sie vor Beginn einer Entgiftungskur medizinischen Rat einholen.

**Glossar**

**Tonikum**

Ein stärkendes Heilmittel aus natürlichen Zutaten, das die Körperfunktionen anregt und die Widerstandskraft erhöht. Wird traditionell in der Naturheilkunde eingesetzt.

## 4. 1. 3. Herbstliche Stoffwechselkur

Der Herbst markiert einen wichtigen Übergang in der Natur und bietet damit die ideale Gelegenheit für eine ganzheitliche Stoffwechselkur, die den Körper auf die kälteren Monate vorbereitet [s137]. Diese saisonale Entgiftung ist besonders effektiv, da sie mit den natürlichen Rhythmen des Körpers harmoniert und gezielt das Immunsystem stärkt [s138]. Die herbstliche Stoffwechselkur basiert auf dem Verständnis der Doshas - den energetischen Kräften im Körper. Im Herbst beobachten Experten eine erhöhte Pitta-Energie, die durch gezielte Maßnahmen wieder ins Gleichgewicht gebracht werden sollte [s139]. Dies geschieht durch eine Kombination verschiedener Therapieansätze, wobei die traditionelle panchakarma-Therapie eine zentrale Rolle spielt.

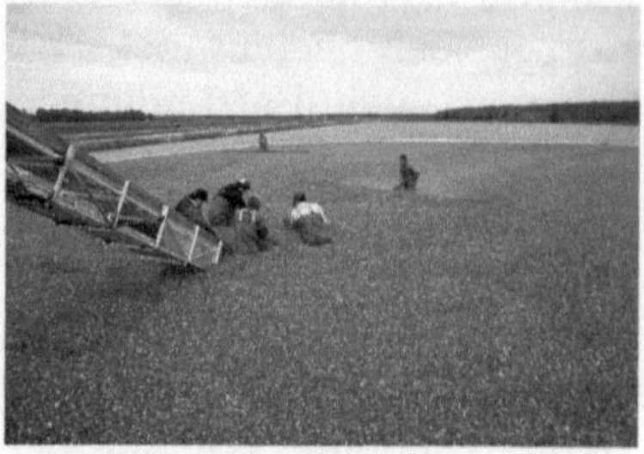

*Cranberries* [i44]

Besonders wertvoll für die herbstliche Entgiftung sind saisonale Lebensmittel. Integrieren Sie gezielt Äpfel, Rüben, Ingwer, Blattgemüse, Kürbis, Zucchini und Cranberries in Ihren Speiseplan [s140]. Ein praktischer Ansatz ist die Zubereitung einer herbstlichen Gemüsesuppe: Kombinieren Sie verschiedene Wurzelgemüse mit Kürbis und würzen Sie mit Ingwer und Kurkuma. Diese Suppe können Sie in größeren Mengen vorbereiten und portionsweise einfrieren. Cranberries verdienen besondere Aufmerksamkeit, da sie nicht nur den Harntrakt reinigen, sondern auch wertvolle Antioxidantien liefern [s140]. Ein effektiver Weg, diese Beeren in den Alltag zu integrieren, ist die Zubereitung eines morgendlichen Smoothies: Mixen Sie frische oder gefrorene Cranberries mit einem herbstlichen Apfel und einem Stück Ingwer.

Die Kur sollte durch spezielle Kräutertees und Lebensstiländerungen unterstützt werden [s141]. Beginnen Sie den Tag mit einer Tasse warmem Wasser mit Zitrone und Ingwer, gefolgt von einer kurzen Meditation oder Atemübung. Im Laufe des Tages können verschiedene Kräutertees wie Brennnessel, Löwenzahn oder Mariendistel getrunken werden, die die Entgiftungsorgane unterstützen. Ein wichtiger Aspekt der herbstlichen Stoffwechselkur ist die Integration von Yoga-Praktiken [s138]. Besonders effektiv sind Twists (Drehungen), die die inneren Organe massieren und die Entgiftung fördern. Praktizieren Sie diese Übungen idealerweise am Morgen, wenn der Körper noch nüchtern ist. Die Kur hilft nicht nur bei der Entgiftung, sondern reduziert auch Entzündungen, entlastet die Verdauung und unterstützt die Atemwege [s137]. Um diese Effekte zu maximieren, ist achtsames Essen von großer Bedeutung [s140]. Nehmen Sie sich Zeit für die Mahlzeiten, kauen Sie gründlich und vermeiden Sie Ablenkungen wie Smartphone oder Fernseher. Nach Abschluss der Reinigungsphase ist es wichtig, den Körper mit stärkenden Kräutern oder Tonika zu unterstützen [s141]. Ein bewährtes Herbst-Tonikum lässt sich aus Holunder, Echinacea und Thymian herstellen. Diese Kräuter stärken das Immunsystem und bereiten den Körper optimal auf die Wintermonate vor. Die Durchführung einer herbstlichen Stoffwechselkur sollte idealerweise unter fachkundiger Anleitung erfolgen [s139]. Ein erfahrener Praktiker kann die Kur an individuelle Bedürfnisse und mögliche gesundheitliche Einschränkungen anpassen. Dies ist besonders wichtig bei der Anwendung von Panchakarma-Therapien oder speziellen Reinigungstechniken. Ausreichend Schlaf ist während der Kur von besonderer Bedeutung [s140]. Richten Sie Ihre Schlafenszeit nach dem natürlichen Rhythmus der Jahreszeit aus - gehen Sie früher zu Bett und nutzen Sie die längeren Nächte für regenerative Prozesse.

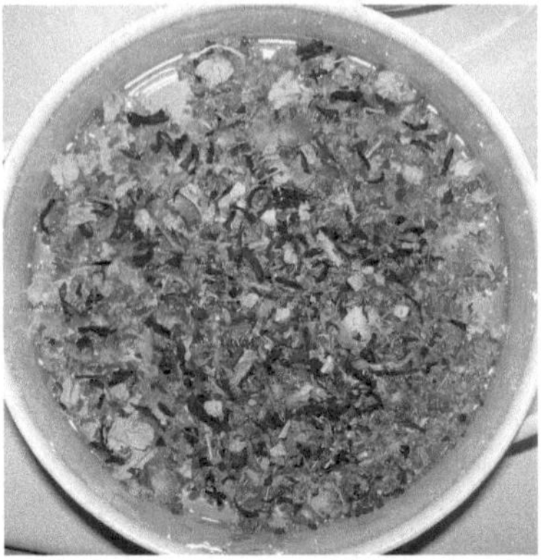

*Kräutertees* [i45]

**Zusammenfassung - 4. 1. Saisonale Entgiftungskuren**

- Die Frühjahrsreinigung ist nach bewegungsarmen Wintermonaten ideal für einen Neustart, erkennbar an weißen Zungenbelägen und Energiemangel
- Experten empfehlen 3-4 Liter Wasser täglich während der Entgiftungsphase
- Die maximale Dauer einer Frühjahrskur beträgt 21 Tage
- Das Feuer-Element des Sommers steht in Verbindung mit Herz und Kreislauf, was die Entgiftungsprozesse natürlich unterstützt
- Bei Zitrusfrüchten sollten auch Fruchtfleisch und Schale verwendet werden für maximale Nährstoffaufnahme
- Grüner Tee spielt eine zentrale Rolle bei der Sommerentgiftung durch seine antioxidative Wirkung
- Die Verfügbarkeit lokaler Entgiftungsprodukte erreicht im August ihren Höhepunkt
- Im Herbst beobachten Experten eine erhöhte Pitta-Energie, die durch gezielte Maßnahmen ausgeglichen werden muss
- Cranberries reinigen nicht nur den Harntrakt, sondern liefern auch wertvolle Antioxidantien
- Yoga-Twists (Drehungen) massieren die inneren Organe und fördern die herbstliche Entgiftung besonders effektiv
- Ein bewährtes Herbst-Tonikum aus Holunder, Echinacea und Thymian stärkt das Immunsystem für den Winter

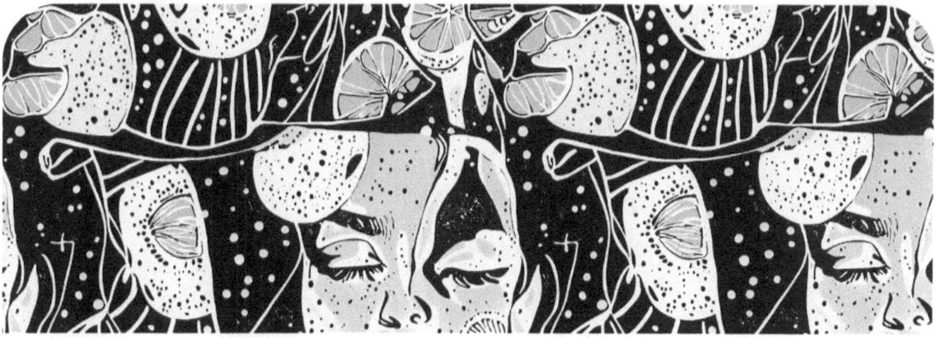

## 4. 2. Detox-Rituale

Wie können wir die natürlichen Entgiftungsprozesse unseres Körpers optimal unterstützen? Welche Routinen und Rituale haben sich als besonders effektiv erwiesen, um die Ausleitung von Schadstoffen zu fördern? Die Integration gezielter Detox-Rituale in den Tages-, Wochen- und Monatsrhythmus bildet einen wesentlichen Baustein für nachhaltige Entgiftung und Regeneration. Während einmalige Detox-Kuren oft nur kurzfristige Effekte erzielen, ermöglicht die regelmäßige Durchführung spezifischer Reinigungsrituale eine kontinuierliche Unterstützung der körpereigenen Entgiftungssysteme. Von der morgendlichen Routine über wöchentliche Fastenzeiten bis hin zu monatlichen Reinigungstagen - die folgenden wissenschaftlich fundierten Praktiken bilden ein ganzheitliches System, das sich flexibel in jeden Lebensstil integrieren lässt.

> *„Nach etwa 21 Tagen wird sich die morgendliche Detox-Routine automatisiert haben und zu einem natürlichen Teil des Tagesbeginns geworden sein.“*

### 4. 2. 1. Morgendliche Reinigungsroutine

Eine effektive morgendliche Reinigungsroutine bildet das Fundament für einen erfolgreichen Detox-Tag und unterstützt den Körper dabei, über Nacht angesammelte Giftstoffe auszuleiten. Direkt nach dem Aufwachen, noch vor dem ersten Frühstück, sollten Sie Ihrem Körper die Chance geben, sanft in den Tag zu starten.

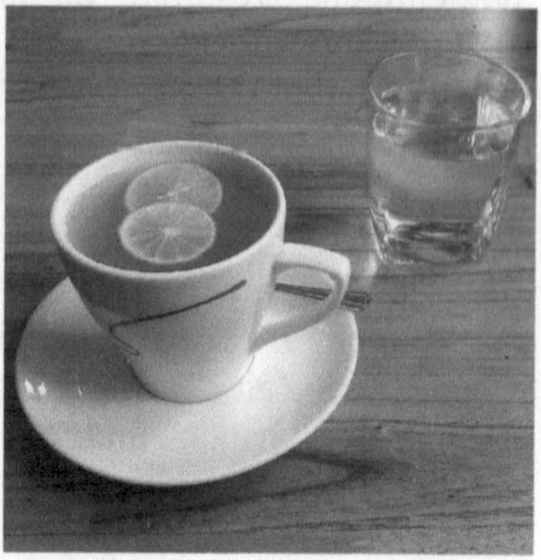

*Zitronenwasser* [i46]

Beginnen Sie den Tag mit 0,5 bis 1 Liter lauwarmem Zitronenwasser [s142]. Die optimale Temperatur liegt bei etwa 40°C, da zu heißes Wasser die wertvollen Vitamine zerstören könnte. Pressen Sie dafür eine frische Bio-Zitrone aus und verdünnen Sie den Saft mit dem warmen Wasser. Diese Kombination regt nicht nur den Stoffwechsel an, sondern unterstützt auch die Leberfunktion bei ihrer morgendlichen Entgiftungsarbeit. Während das Zitronenwasser seine Wirkung entfaltet, können Sie mit sanften Dehnübungen beginnen [s143]. Besonders effektiv ist eine Sequenz aus Nackenrollen - dabei den Kopf langsam im Uhrzeigersinn und dann gegen den Uhrzeigersinn kreisen lassen - gefolgt von Schulterkreisen. Diese Übungen aktivieren den Lymphfluss und helfen dabei, Stauungen aus der Nacht zu lösen. Führen Sie jede Bewegung mindestens 5-mal in beide Richtungen aus. Als nächsten Schritt empfiehlt sich die Zubereitung eines speziellen Detox-Tees [s144]. Hierfür einen Teelöffel hochwertigen Honig mit einem Teelöffel frischem Zitronensaft in einer Tasse warmem Wasser (nicht kochend) auflösen. Diese Kombination unterstützt die Verdauung und aktiviert den Stoffwechsel bereits am frühen Morgen. Wichtig ist dabei, dass Sie es bei einer Tasse belassen [s145], da eine übermäßige Aufnahme kontraproduktiv sein kann. Die Hautreinigung spielt eine zentrale Rolle in der morgendlichen Detox-Routine [s146]. Beginnen Sie mit einem sanften, pH-neutralen Reinigungsgel, das überschüssigen Talg und nächtliche Ausscheidungsprodukte entfernt. Verwenden Sie dabei kreisende Bewegungen, die von innen nach außen führen, um den Lymphfluss zusätzlich zu stimulieren. Nach der Reinigung folgt ein alkoholfreier Toner, der das Hautbild verfeinert und die Haut auf die nachfolgenden Pflegeprodukte vorbereitet. Besonders effektiv ist die Anwendung eines Serums mit Stammzellextrakten, das die Kollagen- und Elastinproduktion anregt. Tragen Sie das Serum mit sanft klopfenden Bewegungen auf, beginnend am Hals aufwärts. Dies fördert die Durchblutung und optimiert die Wirkstoffaufnahme. Schließen Sie die Pflegeroutine mit einer leichten, nicht komedogenen Feuchtigkeitscreme ab, die idealerweise einen natürlichen UV-Schutz enthält. Zweimal wöchentlich können Sie die morgendliche Routine durch eine Gesichtsmaske ergänzen. Besonders geeignet sind Produkte mit Fruchtsäuren oder antioxidantien, die sanft überschüssige Hautschüppen entfernen und gleichzeitig die Haut mit Feuchtigkeit versorgen. Die Einwirkzeit sollte 10-15 Minuten nicht überschreiten. Die gesamte morgendliche Reinigungsroutine sollte etwa 20-30 Minuten in Anspruch nehmen. Wichtig ist dabei, sich nicht unter Zeitdruck zu setzen, sondern die einzelnen Schritte bewusst und achtsam auszuführen. Etablieren Sie diese Routine als festes Ritual, das Sie täglich zur gleichen Zeit durchführen. Nach etwa 21 Tagen wird sich dieser Ablauf automatisiert haben und zu einem natürlichen Teil Ihres Tagesbeginns geworden sein. Beachten Sie, dass die Reihenfolge der Schritte wichtig ist: Zuerst das Zitronenwasser, dann die Dehnübungen, gefolgt vom Detox-Tee und abschließend die Hautpflege. Diese Abfolge maximiert die entgiftende Wirkung und bereitet Körper und Geist optimal auf den Tag vor.

### 4. 2. 2. Wöchentliche Fastenzeiten

Wöchentliche Fastenzeiten haben sich als effektive Methode zur Unterstützung der körpereigenen Entgiftungsprozesse etabliert. Das Konzept basiert auf verschiedenen Ansätzen des intermittierenden Fastens (IF), die sich flexibel in den Alltag integrieren lassen [s147]. Die Wissenschaft unterscheidet dabei mehrere erfolgreiche Modelle, die je nach persönlichen Präferenzen und Lebensstil gewählt werden können. Der 16/8-Rhythmus hat sich als besonders alltagstauglich erwiesen. Hierbei beschränkt man die Nahrungsaufnahme auf ein achtstündiges Zeitfenster und fastet die restlichen 16 Stunden [s148]. Praktisch könnte dies bedeuten, dass Sie Ihre erste Mahlzeit um 10 Uhr einnehmen und die letzte spätestens um 18 Uhr. Für Einsteiger empfiehlt sich zunächst der sanftere 14/10-Rhythmus, bei dem das Essensfenster auf 10 Stunden erweitert wird [s147]. Dies ermöglicht beispielsweise eine Nahrungsaufnahme zwischen 8 Uhr und 18 Uhr. Eine Alternative stellt die 5:2-Methode dar, bei der an fünf Tagen der Woche normal gegessen wird, während an zwei nicht aufeinanderfolgenden Tagen die Kalorienaufnahme auf 500-800 Kalorien reduziert wird [s149]. Diese Tage sollten strategisch gewählt werden - vorzugsweise Tage mit geringerer körperlicher oder mentaler Belastung. An den Fastentagen empfiehlt sich der Verzehr von nährstoffreichen, aber kalorienarmen Lebensmitteln wie Gemüsesuppen oder Salaten. Besonders interessant sind die Erkenntnisse zum alternierenden Fasten, bei dem sich normale Esstage mit Fastentagen abwechseln [s150]. Studien zeigen, dass diese Methode nicht nur zu signifikanten Gewichtsreduktionen führt, sondern auch positive Auswirkungen auf die Körperzusammensetzung hat. Dabei hat sich gezeigt, dass das Fasten an zwei aufeinanderfolgenden Tagen tendenziell noch bessere Ergebnisse liefert als einzelne Fastentage [s150]. Für ambitioniertere Fastende gibt es die Option des 24-Stunden-Fastens. Hierbei wird einmal pro Woche oder Monat ein voller Tag ohne Nahrungsaufnahme eingelegt [s149]. Beginnt man beispielsweise nach dem Abendessen um 20 Uhr, wird erst wieder am nächsten Tag zur gleichen Zeit gegessen. Während dieser Zeit ist es essentiell, ausreichend Wasser oder ungesüßte Tees zu trinken. Eine besonders nachhaltige Variante ist das periodische Fasten mit fastenähnlichen Diäten. Dabei wird die Kalorienaufnahme für drei bis fünf Tage auf etwa 1.000 Kalorien täglich beschränkt [s148]. Dies ermöglicht dem Körper, in einen ketogenen Stoffwechselzustand überzugehen, ohne dabei einen Nährstoffmangel zu riskieren. Für die praktische Umsetzung empfiehlt sich ein schrittweiser Einstieg. Beginnen Sie mit dem 14/10-Rhythmus und erweitern Sie das Fastenfenster allmählich. Nutzen Sie Apps oder ein Fastentagebuch, um Ihre Fastenzeiten zu dokumentieren. Planen Sie Ihre Fastentage im Voraus und berücksichtigen Sie dabei wichtige Termine oder soziale Verpflichtungen. Während der Fastenzeiten ist es wichtig, auf die Signale des Körpers zu achten. Leichte Hungergefühle sind normal und gehen meist nach kurzer Zeit vorüber. Unterstützen Sie die Fastenperioden durch ausreichend Bewegung und Entspannungsübungen. Vermeiden Sie in den Essensphasen Heißhungerattacken durch eine ausgewogene, nährstoffreiche Ernährung. Die Integration wöchentlicher Fastenzeiten sollte als langfristige Lifestyle-Änderung verstanden werden. Die positiven Effekte auf Stoffwechsel und Entgiftung stellen sich meist nach einigen Wochen regelmäßiger Praxis ein. Dabei ist es wichtig, das für sich passende Fastenmodell zu finden und dieses konsequent, aber ohne übermäßigen Druck umzusetzen.

**Glossar**

**Intermittierendes Fasten**
Eine Ernährungsform, bei der sich Phasen des normalen Essens mit Phasen des Fastens abwechseln. Ursprünglich wurde diese Methode von Wissenschaftlern entwickelt, die die Langlebigkeit von Organismen untersuchten.

**Ketogen**
Ein Stoffwechselzustand, bei dem der Körper hauptsächlich Fett statt Kohlenhydrate als Energiequelle nutzt. Dieser Zustand wurde erstmals in den 1920er Jahren zur Behandlung von Epilepsie eingesetzt.

## 4. 2. 3. Monatliche Reinigungstage

Monatliche Reinigungstage stellen eine wichtige Ergänzung zu den täglichen und wöchentlichen Detox-Routinen dar. Sie bieten die Möglichkeit, dem Körper eine intensive Auszeit zu gönnen und die Entgiftungsprozesse auf einer tieferen Ebene zu unterstützen [s151]. Die Planung dieser speziellen Tage sollte mit Bedacht erfolgen. Wählen Sie idealerweise einen festen Tag im Monat, an dem Sie wenig soziale Verpflichtungen haben und sich ganz auf die Reinigung konzentrieren können. Viele Menschen entscheiden sich für den ersten Sonntag im Monat oder einen Tag um den Neumond, da hier die Regenerationskräfte des Körpers besonders aktiv sind.

Ein monatlicher Reinigungstag beginnt idealerweise bereits am Vorabend mit einer leichten, gut verdaulichen Mahlzeit. Ab diesem Zeitpunkt verzichten Sie für die nächsten 24 Stunden auf feste Nahrung. Stattdessen unterstützen Sie Ihren Körper mit reichlich Flüssigkeit in Form von:
- Warmem Wasser mit frisch gepresstem Zitronensaft
- Kräutertees (besonders geeignet sind Brennnessel, Löwenzahn und Schafgarbe)
- Frisch gepressten, verdünnten Gemüsesäften
- Klarer Gemüsebrühe

Besonders effektiv ist die Kombination des Fastens mit sanften Bewegungseinheiten. Eine 30-minütige Yoga-Session am Morgen aktiviert den Lymphfluss und unterstützt die Entgiftungsprozesse. Dabei sind vor allem Twists (Drehungen) und Vorwärtsbeugen hilfreich, da sie die Verdauungsorgane sanft massieren. Ein wichtiger Aspekt des monatlichen Reinigungstages ist die bewusste Körperwahrnehmung [s151]. Nehmen Sie sich Zeit für eine ausgedehnte Trockenbürstenmassage, die den Lymphfluss zusätzlich anregt. Beginnen Sie an den Füßen und arbeiten Sie sich mit sanften, kreisenden Bewegungen in Richtung Herz vor. Zur Unterstützung der Leberentgiftung hat sich eine Leberwickel-Anwendung bewährt. Legen Sie sich dafür für 20-30 Minuten mit einem feuchtwarmen Tuch im Bereich der Leber hin. Diese Anwendung können Sie am Reinigungstag zwei- bis dreimal wiederholen.

Ein weiterer wichtiger Bestandteil ist die mentale Entgiftung. Nutzen Sie die Zeit für Meditation oder bewusstes Atmen. Eine effektive Übung ist die "4-7-8-Atmung":
- 4 Sekunden einatmen
- 7 Sekunden Luft anhalten
- 8 Sekunden ausatmen
- Diese Sequenz 4-mal wiederholen

Am Abend des Reinigungstages können Sie mit einer sanften Massage mit ätherischen Ölen (z.B. Wacholder oder Zypresse) den Entgiftungsprozess abrunden. Achten Sie darauf, die Öle immer in Richtung des Herzens einzumassieren. Der Übergang zurück zur normalen Ernährung sollte behutsam erfolgen. Beginnen Sie am nächsten Morgen mit gedämpftem Obst oder einem leichten Porridge. Steigern Sie die Nahrungsaufnahme über den Tag langsam und achten Sie besonders auf die Signale Ihres Körpers. Die regelmäßige Durchführung monatlicher Reinigungstage führt zu einem verfeinerten Körperbewusstsein und einer verbesserten Wahrnehmung der eigenen Bedürfnisse [s151]. Viele Menschen berichten von einer gesteigerten Vitalität, besserer Verdauung und einem klareren Geist. Dokumentieren Sie Ihre Erfahrungen in einem Detox-Tagebuch. Notieren Sie körperliche und mentale Veränderungen, um die Wirksamkeit der Reinigungstage für sich persönlich zu evaluieren und gegebenenfalls Anpassungen vorzunehmen.

## Glossar

**Leberwickel**

Eine naturheilkundliche Wärmeanwendung, bei der spezielle Wickeltücher verwendet werden. Die Methode stammt aus der traditionellen europäischen Medizin und wird seit dem 19. Jahrhundert therapeutisch eingesetzt.

**Twists**

Yogaübungen bei denen der Oberkörper um die eigene Achse gedreht wird. Diese Übungen können im Sitzen, Liegen oder Stehen ausgeführt werden und sind besonders effektiv für die Wirbelsäulenmobilität.

**Zusammenfassung - 4. 2. Detox-Rituale**

- Die morgendliche Detox-Routine beginnt mit 0,5-1L lauwarmem Zitronenwasser bei exakt 40°C zur Unterstützung der Leberfunktion
- Nackenrollen und Schulterkreisen aktivieren nachweislich den Lymphfluss und lösen nächtliche Stauungen
- Die Kombination aus Honig und Zitronensaft im Detox-Tee zeigt optimale Wirkung bei einmaliger morgendlicher Anwendung
- Stammzellextrakte in Seren fördern aktiv die Kollagen- und Elastinproduktion der Haut
- Der 16/8-Rhythmus beim intermittierenden Fasten hat sich als effektivste alltagstaugliche Variante erwiesen
- Die 5:2-Methode mit 500-800 Kalorien an zwei nicht aufeinanderfolgenden Tagen zeigt signifikante Stoffwechseleffekte
- Alternierendes Fasten an zwei aufeinanderfolgenden Tagen liefert bessere Ergebnisse als einzelne Fastentage
- Periodisches Fasten mit 1000 Kalorien über 3-5 Tage führt zu einem ketogenen Stoffwechselzustand
- Monatliche Reinigungstage sind besonders effektiv um den Neumond, wenn die Regenerationskräfte am stärksten sind
- Die 4-7-8-Atmung in vierfacher Wiederholung unterstützt nachweislich die mentale Entgiftung
- Leberwickel-Anwendungen von 20-30 Minuten optimieren die Entgiftungsfunktion der Leber

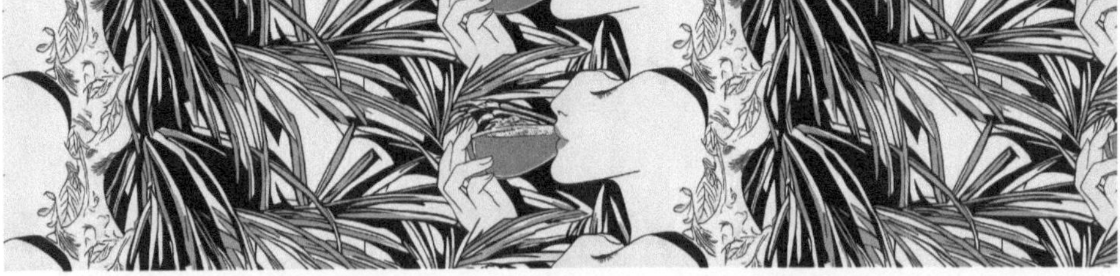

## 4. 3. Entgiftungsunterstützende Bewegung

Wie unterstützt Bewegung eigentlich die natürlichen Entgiftungsprozesse unseres Körpers? Welche Rolle spielen dabei traditionelle Bewegungsformen wie Yoga und Qigong? Und warum kann ein gezielter Saunagang die Ausleitung von Stoffwechselendprodukten fördern? Die Kombination aus bewusster Bewegung und systematischer Wärmeanwendung bietet effektive Möglichkeiten, die körpereigenen Entgiftungsmechanismen zu aktivieren. Dabei geht es nicht nur um das reine "Ausschwitzen" von Giftstoffen - vielmehr werden durch spezifische Bewegungsmuster und Temperaturen verschiedene physiologische Prozesse angeregt, die eine tiefgreifende Reinigung auf zellulärer Ebene ermöglichen. Die folgenden Abschnitte zeigen konkrete und wissenschaftlich fundierte Methoden, wie Sie durch gezielte Bewegung und Wärmeanwendung Ihre körpereigene Entgiftung optimal unterstützen können.

*„Yoga-Drehhaltungen fördern durch sanfte Kompression der inneren Organe die Verdauung und verbessern die Durchblutung.“*

## 4. 3. 1. Yoga für die Entgiftung

Yoga bietet einen ganzheitlichen Ansatz zur Unterstützung der körpereigenen Entgiftungsprozesse, indem es verschiedene Systeme des Körpers aktiviert und harmonisiert. Besonders effektiv sind dabei spezifische asanas (Körperhaltungen) und pranayama (Atemübungen), die gezielt die Entgiftungsorgane stimulieren und den Lymphfluss anregen [s152]. Eine zentrale Rolle spielen Drehhaltungen, die durch sanfte Kompression der inneren Organe die Verdauung fördern und die Durchblutung verbessern. Beispielsweise massiert die gedrehte Sitzposition (ardha_matsyendrasana) sanft die Bauchorgane und unterstützt so die Ausscheidung von Giftstoffen [s153]. Führen Sie diese Übung aus, indem Sie aufrecht sitzen, das rechte Bein über das linke kreuzen und sich langsam nach rechts drehen. Atmen Sie dabei tief ein und aus, halten Sie die Position für 5-10 Atemzüge und wiederholen Sie die Übung zur anderen Seite. Das lymphatische System profitiert besonders von einer regelmäßigen Yoga-Praxis. Die Sonnengrüße (Surya Namaskar) sind hierfür ideal, da sie verschiedene Muskelgruppen aktivieren und durch den Wechsel der Körperhaltungen den Lymphfluss stimulieren [s152]. Ergänzend wirkt die Kapalbhati-Atemtechnik reinigend auf die Lungen und stärkt das Immunsystem. Für eine intensive Entgiftungsunterstützung empfiehlt sich eine spezielle Sequenz von sieben Asanas [s154]: 1. Beginnen Sie mit der Drehhaltung im Sitzen 2. Gehen Sie in die Stuhlhaltung mit Drehung (Parivrtta Utkatasana) 3. Praktizieren Sie eine Vorwärtsbeuge mit sanfter Bauchmassage 4. Nehmen Sie die Sphinx-Position ein, platzieren Sie dabei eine Rolle unter dem Bauch 5. Üben Sie den dreibeinigen Hund (Eka Pada Adho Mukha Svanasana) 6. Entspannen Sie in der weiten Vorwärtsbeuge

7. Schließen Sie mit der regenerativen Position "Beine an der Wand" (Viparita Karani) ab Diese Sequenz unterstützt nicht nur die physische Entgiftung, sondern hat auch positive Auswirkungen auf die mentale Gesundheit. Studien zeigen, dass Yoga die GABA-Spiegel im Gehirn erhöht, was Angstzustände und Depressionen reduzieren kann [s155]. Besonders effektiv für die Verdauung sind Umkehrhaltungen und Vorwärtsbeugen [s156]. Die "Wind-Relieving Pose" (Pawanmuktasana) ist dabei besonders hilfreich bei Verdauungsbeschwerden und Blähungen [s157]. Führen Sie diese Übung aus, indem Sie auf dem Rücken liegen und die Knie zur Brust ziehen. Halten Sie die Position für einige Atemzüge und spüren Sie die massierende Wirkung im Bauchraum. Für eine optimale Entgiftungswirkung sollten die Übungen mit bewusster Atmung kombiniert werden. Die Atemtechniken wirken wie eine lymphatische Pumpe und unterstützen den Abtransport von Stoffwechselendprodukten [s152]. Praktizieren Sie die Übungen idealerweise am Morgen auf nüchternen Magen, um die natürlichen Entgiftungsprozesse des Körpers zu unterstützen. Die regelmäßige Praxis dieser Yoga-Sequenzen kann auch präventiv wirken, indem sie die Funktion der Leber unterstützt und die Atmungskapazität erhöht [s153]. Wichtig ist dabei, die Bewegungen langsam und kontrolliert auszuführen und auf die Signale des Körpers zu achten. Beginnen Sie mit einfacheren Variationen der Positionen und steigern Sie die Intensität allmählich. Zum Abschluss jeder Yoga-Praxis empfiehlt sich eine Entspannungsposition, die das Loslassen alter Gewohnheiten und Toxine sowohl auf körperlicher als auch auf mentaler Ebene unterstützt [s158]. Dies fördert ein Gefühl der Leichtigkeit und Regeneration, das die Entgiftungsprozesse optimal ergänzt.

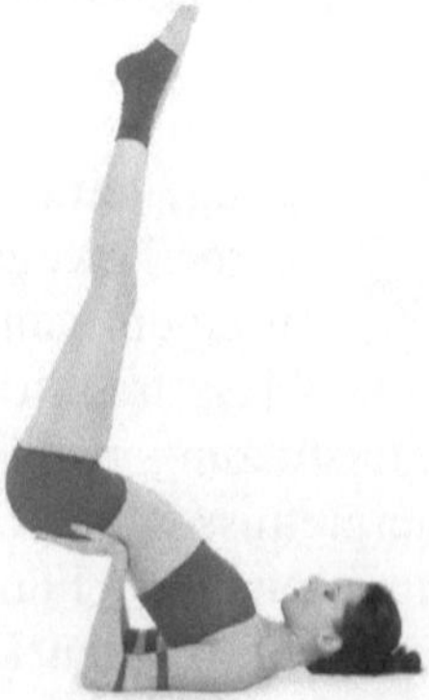

*Viparita Karani* [i47]

## 4. 3. 2. Qigong-Übungen

Qigong, eine 4000 Jahre alte chinesische Heilpraxis, vereint Körperbewegungen, Atemtechniken und mentale Konzentration zu einem ganzheitlichen Ansatz der Gesundheitsförderung [s159]. Diese traditionelle Bewegungskunst spielt eine wichtige Rolle bei der Unterstützung natürlicher Entgiftungsprozesse und der Harmonisierung des Energieflusses im Körper. Die Grundprinzipien des Qigong basieren auf der traditionellen Fünf-Elemente-Theorie und zielen darauf ab, die Lebensenergie (Qi) zu kultivieren und durch die Energiekanäle des Körpers zirkulieren zu lassen [s160]. Dabei werden verschiedene Bewegungsformen mit spezifischen Atemtechniken kombiniert. Eine grundlegende Übungssequenz könnte wie folgt aussehen: 1. Beginnen Sie im aufrechten Stand, die Füße hüftbreit auseinander 2. Heben Sie die Arme langsam vor dem Körper, während Sie tief einatmen 3. Senken Sie die Arme beim Ausatmen und stellen Sie sich vor, wie negative Energie abfließt 4. Wiederholen Sie diese Bewegung 8-10 mal in ihrem eigenen Atemrhythmus

Besonders effektiv für die Entgiftung sind expansive und robuste Bewegungen, die stagnierende Energie und Stoffwechselprodukte aus den Muskeln lösen [s160]. Eine bewährte Übung hierfür ist das "Schütteln des Körpers":
- Stehen Sie entspannt mit leicht gebeugten Knien
- Beginnen Sie sanft, den ganzen Körper zu schütteln
- Steigern Sie allmählich die Intensität
- Lassen Sie Arme und Beine locker mitschwingen
- Praktizieren Sie dies für 3-5 Minuten

Die Atemtechniken im Qigong spielen eine zentrale Rolle. Die natürliche Atmung versorgt den Körper mit mehr Sauerstoff, während spezielle Techniken wie die Dantian-Atmung zur Stärkung der inneren Organe beitragen [s159]. Eine grundlegende Atemübung ist:
- Setzen Sie sich aufrecht hin
- Legen Sie eine Hand auf den Bauch
- Atmen Sie tief in den Bauchraum
- Spüren Sie, wie sich die Bauchdecke hebt und senkt
- Praktizieren Sie dies für 5-10 Minuten

Im Kontext der Entgiftung ist die jahreszeitliche Anpassung der Übungen bedeutsam. Im Frühling liegt der Fokus beispielsweise auf der Unterstützung der Leberfunktion [s160]. Eine entsprechende Übung wäre:
- Stehen Sie aufrecht
- Heben Sie die Arme seitlich auf Schulterhöhe
- Drehen Sie den Oberkörper sanft von Seite zu Seite
- Visualisieren Sie, wie die Leber gereinigt wird
- Führen Sie die Bewegung 3-5 Minuten aus

Für Menschen, die fasten oder entgiften, bietet Qigong besondere Vorteile. Die sanften Bewegungen können häufige Fastensymptome wie Kopfschmerzen oder Schwäche lindern [s161]. Eine beruhigende Übung für solche Phasen ist:
- Sitzen Sie bequem
- Reiben Sie die Handflächen aneinander
- Legen Sie die warmen Hände auf die Augen
- Atmen Sie ruhig und gleichmäßig
- Verweilen Sie 2-3 Minuten in dieser Position

Die mentalen Aspekte des Qigong sind ebenso wichtig wie die körperlichen. Die Praxis kann Stress reduzieren, den Schlaf verbessern und die kognitive Leistungsfähigkeit steigern [s159]. Eine meditative Qigong-Übung ist:
- Finden Sie eine ruhige Sitzposition
- Schließen Sie die Augen
- Fokussieren Sie sich auf Ihren Atem
- Visualisieren Sie heilende Energie
- Praktizieren Sie dies für 10-15 Minuten

Für die Lungengesundheit, die bei der Entgiftung eine wichtige Rolle spielt [s162], eignet sich folgende Übung:
- Stehen Sie aufrecht
- Heben Sie die Arme beim Einatmen wie Flügel
- Senken Sie sie beim Ausatmen
- Stellen Sie sich vor, wie die Lungen sich weiten
- Wiederholen Sie dies 10-12 mal

Die regelmäßige Praxis von Qigong kann chronische Beschwerden lindern und die allgemeine Gesundheit verbessern [s163]. Wichtig ist dabei, die Übungen sanft und mit Achtsamkeit auszuführen, besonders während Entgiftungsphasen [s164]. Beginnen Sie mit einfachen Bewegungen und steigern Sie die Intensität allmählich entsprechend Ihrer körperlichen Verfassung.

### 4. 3. 3. Sauna-Protokolle

Saunagänge gehören zu den effektivsten natürlichen Methoden, um die körpereigenen Entgiftungsprozesse zu unterstützen. Besonders die Infrarotsauna hat sich als wirksames Instrument erwiesen, da ihre Strahlung tiefer in das Gewebe eindringt und dadurch Toxine besser mobilisiert werden können [s165] [s166]. Für eine optimale Entgiftungswirkung empfiehlt sich folgendes Protokoll: Die ideale Frequenz liegt bei 3-4 Saunagängen pro Woche mit einer Dauer von 20-45 Minuten pro Sitzung [s167] [s168]. Beginnen Sie dabei mit kürzeren Einheiten von 15-20 Minuten und steigern Sie die Dauer allmählich, um Ihrem Körper Zeit zur Anpassung zu geben. Die optimale Temperatur in der klassischen Sauna liegt zwischen 80-90°C, während Infrarotsaunen mit niedrigeren Temperaturen von 45-60°C arbeiten. Zur Verstärkung der Entgiftungswirkung kann vor dem Saunagang eine moderate Cardio-Einheit von 15-20 Minuten durchgeführt werden [s169]. Dies regt den Stoffwechsel zusätzlich an und führt zu einer verbesserten Ausscheidung von Toxinen. Ein beispielhafter Ablauf könnte so aussehen: 1. Leichtes Aufwärmen durch 5 Minuten Walking 2. 15 Minuten moderates Cardio-Training (z.B. Crosstrainer oder Fahrradergometer) 3. Kurze Dusche zur Hautreinigung 4. Saunagang mit gradueller Steigerung der Verweildauer

Besonders wichtig ist die richtige Vor- und Nachbereitung der Saunagänge. Trinken Sie bereits 1-2 Stunden vor dem Saunagang ausreichend Wasser, mindestens 0,5 Liter. Nach dem Schwitzen ist die Wiederauffüllung von Mineralien und Elektrolyten essentiell [s167] [s168]. Ein selbst gemachter Elektrolytdrink kann wie folgt zubereitet werden:
- 1 Liter gefiltertes Wasser
- 1 Prise hochwertiges Meersalz
- Saft einer halben Zitrone
- Optional: 1 TL Honig

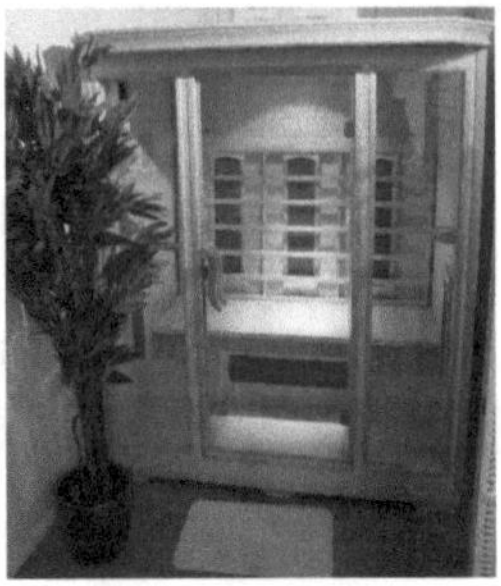

*Infrarotsauna* [i48]

Zur Unterstützung der Entgiftung können Darmbindemittel wie Aktivkohle oder Bentonit-Ton eingesetzt werden [s167] [s170]. Diese sollten jedoch zeitversetzt zur Sauna eingenommen werden, idealerweise 2 Stunden vor oder nach dem Saunagang, um die Aufnahme wichtiger Nährstoffe nicht zu beeinträchtigen. Die Hautpflege spielt ebenfalls eine wichtige Rolle. Durch das intensive Schwitzen werden die Poren gereinigt und abgestorbene Hautzellen entfernt [s166]. Nach dem Saunagang empfiehlt sich folgende Routine: 1. Lauwarme Dusche zur sanften Reinigung 2. Sanftes Trockenbürsten zur zusätzlichen Stimulation des Lymphsystems 3. Auftragen einer mineralstoffreichen Körperlotion Für Menschen mit gesundheitlichen Einschränkungen oder während einer Fastenkur sollten die Saunagänge entsprechend angepasst werden. Beginnen Sie in solchen Fällen mit kürzeren Einheiten von 10-15 Minuten und beobachten Sie die Reaktionen Ihres Körpers sorgfältig. Die regelmäßige Anwendung dieses Sauna-Protokolls kann nicht nur die Entgiftung unterstützen, sondern führt auch zu einer verbesserten Hautgesundheit [s171] und allgemeinem Wohlbefinden. Achten Sie besonders in den ersten Wochen auf Ihren Körper und passen Sie die Intensität und Dauer der Saunagänge entsprechend an. Wichtig ist auch die richtige Tageszeit für die Saunagänge. Am effektivsten sind sie am späten Nachmittag oder

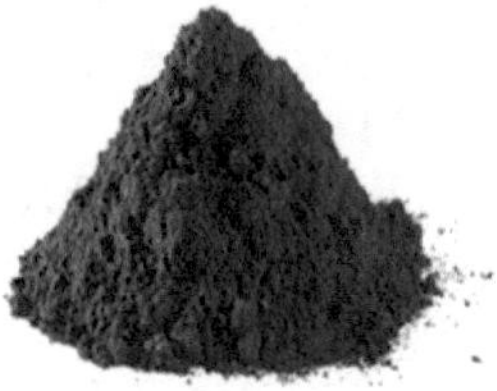

*Aktivkohle* [i49]

frühen Abend, wenn der Körper seine höchste Temperatur erreicht hat. Dies unterstützt die natürlichen Entgiftungsprozesse optimal.

**Zusammenfassung - 4. 3. Entgiftungsunterstützende Bewegung**

- Yoga aktiviert durch spezifische Asanas und Pranayama gezielt die Entgiftungsorgane und den Lymphfluss.
- Drehhaltungen wie Ardha Matsyendrasana massieren durch sanfte Kompression die Bauchorgane und verbessern die Durchblutung.
- Die Kapalbhati-Atemtechnik wirkt reinigend auf die Lungen und stärkt das Immunsystem.
- Yoga erhöht nachweislich die GABA-Spiegel im Gehirn, was Angstzustände reduziert.
- Qigong basiert auf der traditionellen Fünf-Elemente-Theorie und zielt auf die Kultivierung der Lebensenergie Qi.
- Die Dantian-Atmung im Qigong trägt zur Stärkung der inneren Organe bei.
- Jahreszeitlich angepasste Qigong-Übungen unterstützen spezifisch die Organfunktionen, wie die Leber im Frühling.
- Infrarotsauna-Strahlung dringt tiefer ins Gewebe ein und mobilisiert Toxine effektiver als klassische Saunen.
- Die optimale Saunafrequenz für Entgiftung liegt bei 3-4 Sitzungen pro Woche mit 20-45 Minuten Dauer.
- Eine moderate Cardio-Einheit vor dem Saunagang verstärkt die Entgiftungswirkung durch gesteigerten Stoffwechsel.

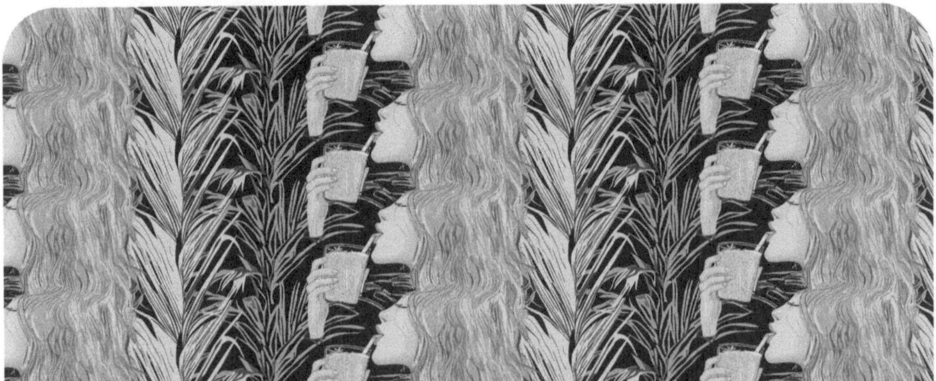

**Rückblick - 4. Entgiftung im Jahresrhythmus**

- Die Frühjahrsreinigung nutzt die natürliche Entgiftungsphase nach dem Winter für einen Neustart, unterstützt durch entgiftungsfördernde Lebensmittel wie Rote Bete und Knoblauch.
- Die sommerliche Entgiftung profitiert vom Feuer-Element des Sommers und der Fülle an saisonalem Obst, wobei Zitrusfrüchte eine besondere Rolle spielen.
- Die herbstliche Stoffwechselkur harmoniert mit den Doshas und nutzt die Panchakarma-Therapie zur Stärkung des Immunsystems.
- Morgendliche Reinigungsroutinen beginnen mit Zitronenwasser und pH-neutralen Reinigungsprodukten, ergänzt durch Seren mit Stammzellextrakten.
- Wöchentliche Fastenzeiten folgen verschiedenen Rhythmen wie 16/8 oder 5:2, wobei das alternierende Fasten besonders effektiv für die Körperzusammensetzung ist.
- Monatliche Reinigungstage kombinieren Flüssigkeitsaufnahme mit Leberwickel-Anwendungen und der 4-7-8-Atmung.
- Yoga-Übungen wie Ardha Matsyendrasana und Surya Namaskar unterstützen durch gezielte Drehungen die Entgiftungsorgane.
- Qigong-Praktiken nutzen die Dantian-Atmung und jahreszeitlich angepasste Bewegungen zur Harmonisierung des Qi-Flusses.
- Sauna-Protokolle mit 3-4 wöchentlichen Sitzungen von 20-45 Minuten maximieren die Entgiftungswirkung, besonders effektiv in Infrarotsaunen bei 45-60°C.
- Während diese Methoden die körperliche Entgiftung unterstützen, werfen sie die spannende Frage auf, wie die Reinigung auf zellulärer Ebene noch gezielter optimiert werden kann.

## 5. Zelluläre Entgiftung

Die zelluläre Entgiftung ist ein faszinierender und komplexer Prozess, der weit über oberflächliche "Detox-Kuren" hinausgeht. Wie schaffen es unsere Zellen, sich gegen die ständige Belastung durch Umweltgifte, Stoffwechselprodukte und oxidativen Stress zu wehren? Welche Rolle spielen dabei die Mitochondrien als zelluläre Kraftwerke und wie können wir ihre Entgiftungsleistung optimal unterstützen? Von der ATP-Produktion über die Methylierung bis hin zur gezielten Ausleitung von Schwermetallen - die Mechanismen der zellulären Entgiftung greifen wie ein präzises Uhrwerk ineinander. Dabei zeigt sich immer deutlicher, dass effektive Entgiftung nicht nur einzelne Organe, sondern den gesamten Organismus auf zellulärer Ebene betrifft. Die neuesten wissenschaftlichen Erkenntnisse eröffnen uns faszinierende Einblicke in die biochemischen Abläufe der Zellentgiftung und zeigen konkrete Wege auf, wie wir diese Prozesse im Alltag unterstützen können. Lassen Sie uns gemeinsam erkunden, wie Sie die Entgiftungskapazität Ihrer Zellen nachhaltig optimieren können.

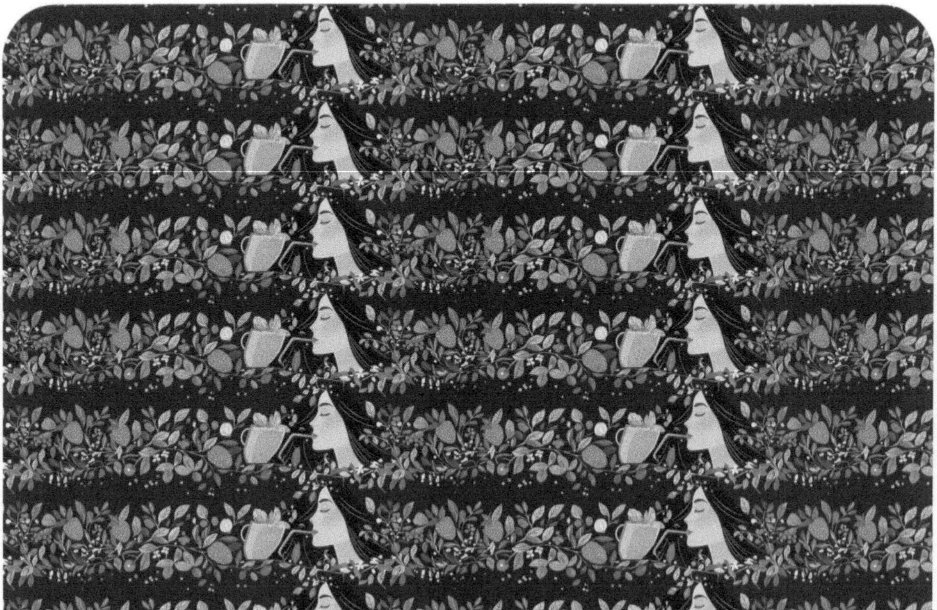

## 5. 1. Entgiftung auf Zellebene

Wie funktioniert eigentlich die Entgiftung in unseren Billionen von Körperzellen? Während viele Menschen die Entgiftung hauptsächlich mit Leber und Nieren in Verbindung bringen, findet ein Großteil der Entgiftungsprozesse tatsächlich auf zellulärer Ebene statt. Was passiert dabei genau in den Zellen und welche biochemischen Mechanismen ermöglichen diese lebenswichtigen Reinigungsprozesse? Die zelluläre Entgiftung ist ein hochkomplexes Zusammenspiel verschiedener Organellen und Moleküle. Besonders die Mitochondrien, das endoplasmatische Retikulum und spezielle Enzyme spielen dabei Schlüsselrollen. Ihre optimale Funktion entscheidet maßgeblich darüber, wie effektiv unser Körper Giftstoffe neutralisieren und ausscheiden kann. Die folgenden Abschnitte beleuchten die wichtigsten Mechanismen der zellulären Entgiftung und zeigen auf, wie wir diese Prozesse durch gezielte Maßnahmen unterstützen können.

> *„Glutathion ist das stärkste körpereigene Antioxidans und schützt die Mitochondrien vor oxidativem Stress. Die Glutathionproduktion kann durch den Verzehr schwefelreicher Lebensmittel wie Brokkoli, Knoblauch und Zwiebeln unterstützt werden."*

## 5. 1. 1. Mitochondriale Entgiftung

Die Mitochondrien, oft als "Kraftwerke der Zelle" bezeichnet, spielen eine zentrale Rolle bei der Energieproduktion und Entgiftung unseres Körpers. Eine optimale mitochondriale Funktion ist nicht nur für unsere tägliche Energieversorgung wichtig, sondern auch entscheidend für unsere Gesundheit und den Alterungsprozess [s172]. Wenn unsere Mitochondrien durch toxische Belastungen geschädigt werden, entsteht ein Teufelskreis: Die verminderte Energieproduktion führt zu einer reduzierten Entgiftungskapazität, was wiederum zu einer weiteren Akkumulation von Toxinen führt [s173]. Um diesem entgegenzuwirken, ist eine gezielte mitochondriale Entgiftung von großer Bedeutung.

Ein Schlüsselmolekül in diesem Prozess ist Glutathion, das stärkste körpereigene Antioxidans. Es schützt die Mitochondrien vor oxidativem Stress und unterstützt die Entgiftungsprozesse [s174]. In der Praxis können wir die Glutathionproduktion durch den Verzehr schwefelreicher Lebensmittel wie Brokkoli, Knoblauch und Zwiebeln unterstützen. Auch regelmäßige Bewegung an der frischen Luft stimuliert die körpereigene Glutathionproduktion. Phosphatidylcholin spielt eine weitere wichtige Rolle, indem es die Membranen der Mitochondrien schützt und bei der Ausleitung fettlöslicher Toxine hilft [s175]. Diesen wichtigen Membranbaustein können wir durch den Verzehr von Eiern, Soja und Sonnenblumenkernen natürlich zuführen. Die B-Vitamine sind essentiell für die mitochondriale Gesundheit und den Energiestoffwechsel [s174]. Besonders Vitamin B1 und B6 unterstützen die Energieproduktion und das Immunsystem. Eine ausgewogene Ernährung mit Vollkornprodukten, Hülsenfrüchten und grünem Gemüse liefert diese wichtigen Nährstoffe. Alpha-Liponsäure ist ein weiterer wichtiger Faktor für die mitochondriale Gesundheit. Sie unterstützt die Umwandlung von Glukose in ATP und ist am Abbau von Aminosäuren beteiligt [s175]. In der täglichen Praxis können wir Alpha-Liponsäure durch den Verzehr von Spinat, Brokkoli und Rindfleisch aufnehmen. Für eine effektive mitochondriale Entgiftung ist ein ganzheitlicher Ansatz wichtig [s176]. Dies bedeutet: 1. Reduzierung der Toxinbelastung durch bewussten Umgang mit Umweltgiften 2. Ausreichend Schlaf zur Regeneration der Mitochondrien 3. Regelmäßige moderate Bewegung zur Stimulation der mitochondrialen Biogenese 4. Stressreduktion durch Entspannungstechniken 5. Ausgewogene Ernährung mit vielen antioxidativen Lebensmitteln Die

Unterstützung der mitochondrialen Funktion ist besonders wichtig bei der Genesung von chronischen Erkrankungen [s177]. Dabei sollte man schrittweise vorgehen und zunächst die Grundlagen schaffen: Eine Reduktion der Toxinbelastung, gefolgt von einer gezielten Unterstützung der Entgiftungsorgane und schließlich die Optimierung der mitochondrialen Funktion. Ein praktischer Tagesablauf könnte so aussehen: Morgens mit einem Glas warmem Zitronenwasser starten, gefolgt von einer kurzen Bewegungseinheit an der frischen Luft. Die Mahlzeiten sollten reich an buntem Gemüse, hochwertigen Proteinen und gesunden Fetten sein. Zwischendurch können kleine Entspannungspausen eingelegt werden, und am Abend sorgt ein entspannender Spaziergang für einen guten Ausklang des Tages. Die mitochondriale Entgiftung ist ein kontinuierlicher Prozess, der Geduld und Konstanz erfordert. Die Ergebnisse zeigen sich oft in Form von verbesserter Energie, besserer Konzentration und erhöhter Widerstandsfähigkeit gegenüber Krankheiten [s172].

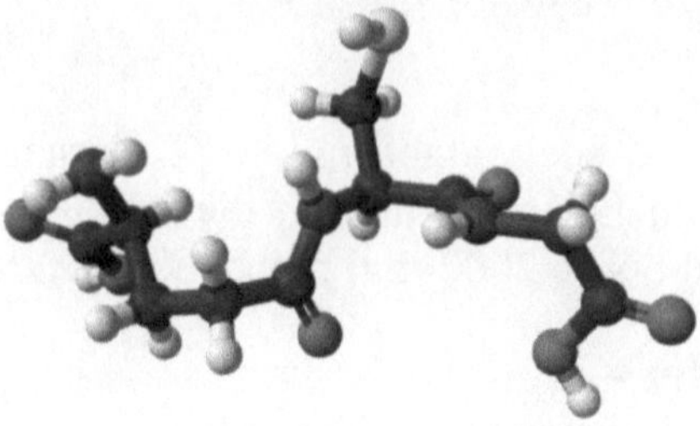

*Glutathion* [i50]

## Glossar

**Alpha-Liponsäure**
Eine schwefelhaltige Fettsäure, die sowohl fett- als auch wasserlöslich ist und als Coenzym in verschiedenen Stoffwechselprozessen eine wichtige Rolle spielt.

**ATP**
Adenosintriphosphat ist die universelle Energiewährung aller lebenden Zellen und speichert chemische Energie in Form von Phosphatbindungen.

**Glutathion**
Ein aus drei Aminosäuren bestehendes Peptid, das in fast allen Lebewesen vorkommt und als wichtigstes nicht-enzymatisches Antioxidans im menschlichen Körper gilt.

**Mitochondrien**
Mikroskopisch kleine, stabförmige Zellorganellen mit einer charakteristischen Doppelmembran, die in fast allen Körperzellen vorkommen und bis zu 2000-mal pro Zelle vorhanden sein können.

**Phosphatidylcholin**
Ein Phospholipid, das etwa 40-50% aller Zellmembranen ausmacht und besonders wichtig für die Funktion von Nervenzellen und die Fettverdauung ist.

## 5. 1. 2. ATP-Produktion steigern

Die Steigerung der atp-Produktion ist ein faszinierender Prozess, der maßgeblich zu unserer Gesundheit und Vitalität beiträgt. Moderne wissenschaftliche Erkenntnisse zeigen, dass wir durch gezielte Interventionen die Energieproduktion unserer Zellen optimieren können [s178].

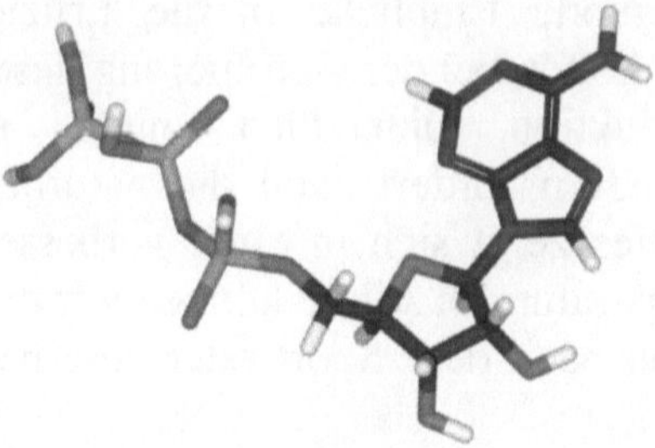

*ATP* [i51]

Eine besonders effektive Methode zur ATP-Steigerung ist die Photobiomodulation (PBM). Bei dieser innovativen Therapieform werden spezifische Lichtwellen von den Chromophoren in unseren mitochondrien absorbiert, was zu einer verbesserten Energieproduktion führt [s179]. In der Praxis können wir dies zum Beispiel durch regelmäßige Rotlichttherapie-Sitzungen nutzen - bereits 10-15 Minuten täglich können hier einen spürbaren Unterschied machen. Besonders interessant ist die Wirkung von rotem und nah-infrarotem Licht, das tiefer in unsere Gewebe eindringen kann als andere Lichtarten [s180]. Dies macht es besonders effektiv für die zelluläre Absorption und damit für die ATP-Produktion. Ein praktischer Tipp ist hier die Verwendung von speziellen Rotlichtlampen am Morgen, was nicht nur die Energieproduktion ankurbelt, sondern auch unseren circadianen Rhythmus

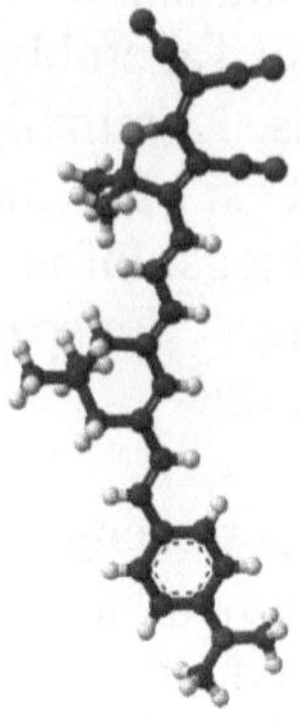

*Chromophoren* [i52]

unterstützt. Die Infrarot-Sauna-Therapie bietet einen weiteren wirksamen Ansatz zur Steigerung der zellulären Energie. Sie verbessert nicht nur die Mikrozirkulation, sondern optimiert auch die Sauerstoffversorgung des Blutes [s181]. Für optimale Ergebnisse empfiehlt sich ein regelmäßiger Saunagang von 15-20 Minuten, idealerweise 2-3 Mal pro Woche. Dabei sollte man auf ausreichende Flüssigkeitszufuhr achten und die Temperatur langsam steigern. Um den Erfolg dieser Maßnahmen zu überprüfen, können verschiedene Tests zur Bewertung der mitochondrialen Gesundheit durchgeführt werden. Dazu gehören spezifische ATP-Produktionstests und organische Säuretests [s178]. Diese geben uns wertvolle Einblicke in die Effizienz unserer zellulären Energieproduktion und helfen bei der Optimierung unserer Interventionen. Die gesteigerte ATP-Produktion unterstützt nicht nur unsere tägliche Energieversorgung, sondern fördert auch die natürlichen Reparaturprozesse des Körpers [s179]. Dies zeigt sich in einer verbesserten Wundheilung und effektiveren Gewebereparatur. Im Alltag können wir dies beispielsweise durch schnellere Regeneration nach dem Sport oder eine bessere Hautregeneration beobachten.

Ein ganzheitlicher Ansatz zur ATP-Steigerung sollte auch die biochemische Funktion und den Zellstoffwechsel berücksichtigen [s182]. Dies kann durch eine Kombination verschiedener Therapieformen erreicht werden. Ein praktischer Tagesablauf könnte wie folgt aussehen:

- Morgens: 15-minütige Rotlichttherapie während der Meditation
- Vormittags: Moderate Bewegung zur Stimulation des Zellstoffwechsels
- Nachmittags: Infrarot-Sauna-Session
- Abends: Entspannungsübungen zur Optimierung der nächtlichen Regeneration

Die Verbesserung der mitochondrialen Funktion durch diese gezielten Interventionen kann nicht nur unsere aktuellen Energielevel erhöhen, sondern auch zu einem gesünderen Alterungsprozess beitragen [s178]. Dabei ist es wichtig, diese Maßnahmen konstant und langfristig in unseren Lebensstil zu integrieren. Die Kombination aus Lichttherapie und anderen energiesteigernden Maßnahmen hilft auch dabei, oxidativen Stress zu reduzieren [s180]. Dies geschieht durch die Aktivierung metabolischer Energieprozesse in den Mitochondrien, was wiederum zu einer verbesserten zellulären Gesundheit führt.

## Glossar

**Chromophore**
Molekülstrukturen in Zellen, die Licht einer bestimmten Wellenlänge aufnehmen können. Sie funktionieren wie kleine Lichtantennen in unserem Körper.

**Circadianer Rhythmus**
Der natürliche Tag-Nacht-Zyklus des Körpers, der etwa 24 Stunden dauert und verschiedene biologische Prozesse wie Schlaf, Hormonproduktion und Stoffwechsel steuert.

**Mikrozirkulation**
Die Durchblutung der kleinsten Blutgefäße im Körper, die für die Versorgung des Gewebes mit Sauerstoff und Nährstoffen verantwortlich ist.

**Photobiomodulation**
Eine therapeutische Methode, bei der spezielle Lichtfrequenzen eingesetzt werden, um biologische Prozesse im Körper zu beeinflussen. Die Behandlung wird auch als Low-Level-Lichttherapie bezeichnet.

## 5. 1. 3. Stoffwechseloptimierung

Die Optimierung des Stoffwechsels ist ein komplexer Prozess, der verschiedene Körpersysteme und Mechanismen umfasst. Ein besonders wichtiger Aspekt ist dabei die Unterstützung der Entgiftungsfunktion der Leber, die als zentrales Stoffwechselorgan eine Schlüsselrolle spielt [s183]. Die Leber wandelt lipophile (fettlösliche) Substanzen in wasserlösliche Metaboliten um, die der Körper dann effektiv über den Urin ausscheiden kann. Ein faszinierender Aspekt der Stoffwechseloptimierung ist die Anpassungsfähigkeit unserer Zellorganellen. Das glatte endoplasmatische Retikulum beispielsweise kann seine Oberfläche innerhalb weniger Tage verdoppeln, wenn eine erhöhte Entgiftungsleistung erforderlich ist [s184]. Diese erstaunliche Adaptionsfähigkeit können wir gezielt unterstützen, indem wir unseren Lebensstil entsprechend anpassen. Ein praktischer Ansatz wäre hier zum Beispiel eine schrittweise Ernährungsumstellung: Beginnen Sie mit dem Ersatz stark verarbeiteter Lebensmittel durch naturbelassene Alternativen und steigern Sie den Anteil entgiftungsfördernder Lebensmittel wie Kreuzblütler und Zitrusfrüchte kontinuierlich.

Eine bedeutende Rolle bei der Stoffwechseloptimierung spielt auch die Aminosäure L-Arginin [s185]. Sie ist nicht nur ein essentielles Substrat für die Synthese von Stickstoffmonoxid (NO), sondern unterstützt auch aktiv den Harnstoffzyklus bei der Entgiftung von Ammoniak. In der Praxis können wir die L-Arginin-Versorgung durch den gezielten Verzehr argininreicher Lebensmittel wie Nüsse, Hülsenfrüchte und Meeresfrüchte optimieren. Ein praktischer Tipp: Integrieren Sie täglich eine Handvoll Walnüsse oder Mandeln in Ihre Ernährung. Die Biotransformation in der Leber erfolgt in zwei Phasen [s183]: Phase I umfasst Oxidation, Reduktion und Hydrolyse, während Phase II für die Konjugation zuständig ist. Um diese Prozesse optimal zu unterstützen, empfiehlt sich ein ausgewogener Ernährungsplan, der beide Phasen berücksichtigt. Morgens können Sie beispielsweise mit einem Smoothie aus grünem Blattgemüse, Zitrusfrüchten und Beeren starten, der

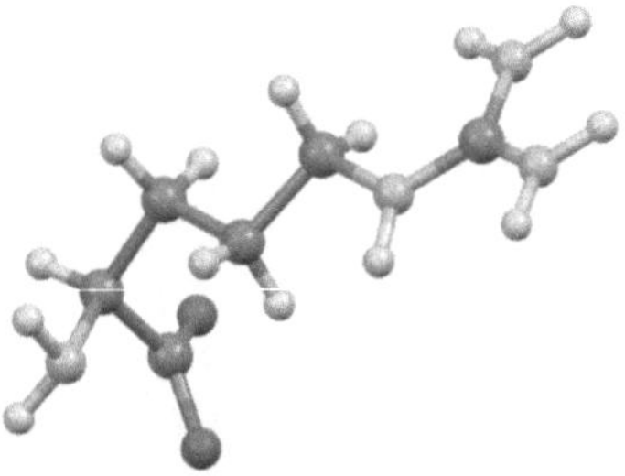

*L-Arginin* [i53]

wichtige Antioxidantien und Enzyme für die Phase-I-Reaktionen liefert. Mittags und abends sollten schwefelreiche Gemüsesorten wie Brokkoli oder Kohl auf dem Speiseplan stehen, die die Phase-II-Konjugation unterstützen.

Ein weiterer wichtiger Aspekt ist die Verbesserung der Durchblutung und Nährstoffversorgung der Gewebe [s185]. Dies können wir durch regelmäßige Bewegung, ausreichende Hydration und stressreduzierende Maßnahmen unterstützen. Ein praktischer Tagesablauf könnte wie folgt aussehen:
- 7:00 Uhr: Warmes Zitronenwasser mit einer Prise Cayennepfeffer zur Anregung des Stoffwechsels
- 7:30 Uhr: 20-minütige leichte Bewegung zur Aktivierung der Durchblutung
- 8:00 Uhr: Nährstoffreiches Frühstück mit hohem Proteinanteil
- 12:00 Uhr: Mittagessen mit vielen bunten Gemüsesorten
- 15:00 Uhr: Kurze Entspannungspause mit Atemübungen
- 18:00 Uhr: Leichtes Abendessen reich an entgiftungsfördernden Kräutern
- 20:00 Uhr: Entspannender Abendspaziergang

Die Optimierung des Stoffwechsels ist ein kontinuierlicher Prozess, der Geduld und Konstanz erfordert. Besonders wichtig ist dabei die individuelle Anpassung der Maßnahmen, da genetische Variationen in den biotransformierenden Enzymen zu unterschiedlichen Stoffwechselreaktionen führen können [s183]. Beobachten Sie daher aufmerksam, wie Ihr Körper auf verschiedene Interventionen reagiert und passen Sie Ihr Programm entsprechend an.

## Glossar

**Biotransformation**
Der biochemische Umbau von körperfremden Stoffen durch Enzyme, um sie ausscheidbar zu machen.

**endoplasmatisches Retikulum**
Ein Netzwerk aus Membranen in der Zelle, das wie eine Transportbahn für Proteine und andere Stoffe funktioniert.

**L-Arginin**
Eine bedingt essentielle Aminosäure, die besonders wichtig für das Immunsystem und die Gefäßerweiterung ist.

**lipophil**
Bezeichnet Stoffe, die sich gut in Fett lösen können. Diese Eigenschaft ist wichtig für das Durchdringen von Zellmembranen.

**Metabolit**
Zwischenprodukte, die während chemischer Umwandlungsprozesse im Körper entstehen. Sie können sowohl nützlich als auch schädlich sein.

**Zusammenfassung - 5. 1. Entgiftung auf Zellebene**

- Mitochondrien wandeln durch oxidative Phosphorylierung Nährstoffe in ATP um und sind zentral für die zelluläre Entgiftung
- Geschädigte Mitochondrien führen zu einem Teufelskreis aus verminderter Energieproduktion und reduzierter Entgiftungskapazität
- Glutathion schützt als stärkstes körpereigenes Antioxidans die Mitochondrien vor oxidativem Stress
- Phosphatidylcholin unterstützt die Ausleitung fettlöslicher Toxine und schützt Mitochondrienmembranen
- Alpha-Liponsäure ist essentiell für die Glukose-ATP-Umwandlung und den Aminosäurenabbau
- Photobiomodulation mit rotem und nah-infrarotem Licht steigert die ATP-Produktion durch Absorption in den Chromophoren
- Das glatte endoplasmatische Retikulum kann seine Entgiftungsoberfläche bei Bedarf innerhalb weniger Tage verdoppeln
- L-Arginin unterstützt den Harnstoffzyklus bei der Ammoniakentgiftung und die NO-Synthese
- Die Biotransformation erfolgt in zwei Phasen: Oxidation/Reduktion/Hydrolyse (Phase I) und Konjugation (Phase II)
- Genetische Variationen in biotransformierenden Enzymen führen zu individuell unterschiedlichen Stoffwechselreaktionen

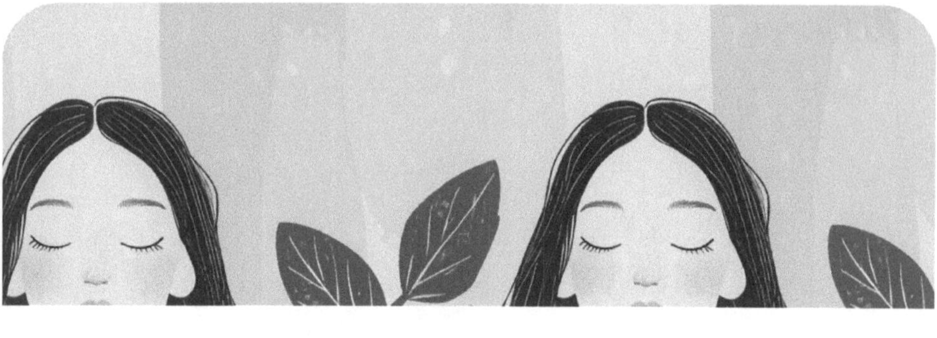

## 5. 2. Biochemische Prozesse

Wie funktioniert die zelluläre Entgiftung auf molekularer Ebene? Welche biochemischen Prozesse ermöglichen es unseren Zellen, Schadstoffe zu neutralisieren und auszuleiten? Diese Fragen führen uns zu den faszinierenden Mechanismen, die unseren Körper täglich vor schädlichen Substanzen schützen. Die biochemischen Abläufe der Entgiftung sind komplex und präzise aufeinander abgestimmt. Von der Glutathion-Bildung über Methylierungsprozesse bis hin zur Säure-Basen-Balance - jeder einzelne Schritt folgt einer ausgeklügelten biochemischen Logik. Dabei arbeiten verschiedene Enzyme, Moleküle und Stoffwechselwege eng zusammen, um Giftstoffe unschädlich zu machen und aus dem Körper zu transportieren. Die Aufklärung dieser biochemischen Prozesse hat nicht nur unser Verständnis der zellulären Entgiftung revolutioniert, sondern eröffnet auch neue Möglichkeiten, diese natürlichen Mechanismen gezielt zu unterstützen. Ein tieferes Verständnis dieser Abläufe bildet die Grundlage für eine effektive und nachhaltige Entgiftung.

*„Die Biosynthese von Glutathion erfolgt in zwei ATP-abhängigen Schritten, wobei die Aminosäuren Glutamat, Cystein und Glycin als Grundbausteine dienen.“*

## 5. 2. 1. Glutathion-Bildung fördern

Die Förderung der glutathion-Bildung ist ein zentraler Aspekt für eine effektive Entgiftung und den Zellschutz im Körper. Glutathion (GSH) fungiert als wichtiges Tripeptid und spielt eine Schlüsselrolle bei der Abwehr von oxidativem Stress sowie der Entgiftung von Schadstoffen [s186]. Um die körpereigene Glutathion-Produktion optimal zu unterstützen, ist es wichtig, die biochemischen Prozesse und deren Voraussetzungen zu verstehen. Die Biosynthese von Glutathion erfolgt in zwei atp-abhängigen Schritten, wobei die Aminosäuren Glutamat, Cystein und Glycin als Grundbausteine dienen [s187]. Der erste und geschwindigkeitsbestimmende Schritt wird durch das Enzym γ-Glutamyl-Cystein-Synthetase katalysiert. Interessanterweise verfügt der Körper über einen eingebauten Regulationsmechanismus: Eine zu hohe GSH-Konzentration führt zur Rückkopplungshemmung dieses Enzyms, wodurch eine Überproduktion verhindert wird [s186]. Für die praktische Umsetzung bedeutet dies, dass wir besonders auf die ausreichende Versorgung mit den Vorläuferaminosäuren achten müssen. Serin spielt dabei eine besondere Rolle, da es als gemeinsamer Vorläufer sowohl für Cystein als auch für Glycin dient [s187]. In der Praxis können wir dies durch den gezielten Verzehr serinhaltiger Lebensmittel unterstützen, wie beispielsweise Sojabohnen, Eier und Nüsse. Die Pentose-Phosphat-Bahn liefert das wichtige NADPH, welches oxidiertes Glutathion wieder in seine reduzierte, aktive Form überführt [s188]. Um diesen Prozess zu optimieren, ist eine ausgewogene Ernährung mit komplexen Kohlenhydraten empfehlenswert, da diese den Pentose-Phosphat-Weg unterstützen. Praktisch bedeutet dies den Verzehr von Vollkornprodukten, Hülsenfrüchten und Gemüse. Ein besonderes Augenmerk sollte auf der Enzymaktivität von PHGDH liegen, das den ersten Schritt der Serinsynthese katalysiert. Eine Hemmung dieses Enzyms kann die Glutathionproduktion erheblich beeinträchtigen [s189]. Um die Enzymaktivität zu unterstützen, empfiehlt sich eine ausreichende Versorgung mit B-Vitaminen, die als Kofaktoren fungieren. Praktisch lässt sich dies durch den Verzehr von grünem Blattgemüse, Hefe und Vollkornprodukten umsetzen. Die industrielle Produktion von Glutathion erfolgt durch Fermentation mit Hefe [s187], was uns einen interessanten Hinweis für die Ernährung gibt: Fermentierte Lebensmittel wie Sauerkraut, Kefir oder auch Kombucha können die Glutathion-Bildung unterstützen. Dabei ist es wichtig, diese Lebensmittel regelmäßig und in moderaten

Mengen zu konsumieren. Ein Mangel an Glutathion wird mit verschiedenen Krankheiten in Verbindung gebracht [s186]. Daher ist es ratsam, präventiv auf eine optimale Glutathion-Bildung zu achten. Dies kann durch folgende praktische Maßnahmen unterstützt werden: 1. Regelmäßiger Verzehr schwefelhaltiger Lebensmittel (Zwiebeln, Knoblauch) 2. Integration von fermentierten Produkten in den Speiseplan 3. Ausreichende Versorgung mit B-Vitaminen 4. Vermeidung von übermäßigem Alkoholkonsum und Nikotin, da diese die Glutathion-Speicher leeren 5. Regelmäßige moderate Bewegung zur Unterstützung der Stoffwechselaktivität Die Überexpression von Genen, die an der Glycin- und Cystein-Biosynthese beteiligt sind, verbessert die Glutathionproduktion [s187]. Während wir die Genexpression nicht direkt beeinflussen können, können wir durch einen gesunden Lebensstil die optimalen Bedingungen für diese Prozesse schaffen. Stress-Management, ausreichend Schlaf und regelmäßige Bewegung sind dabei wichtige Faktoren. Die Bedeutung von Glutathion als zelluläres Antioxidans wird besonders deutlich, wenn man betrachtet, dass selbst Cyanobakterien dieses System entwickelt haben, um sich gegen reaktive Sauerstoffspezies (ROS) zu schützen [s186]. Dies unterstreicht die evolutionäre Bedeutung und die Notwendigkeit, unsere körpereigene Glutathion-Produktion bestmöglich zu unterstützen.

## 5. 2. 2. Methylierung unterstützen

Die Methylierung ist ein fundamentaler biochemischer Prozess, der in jeder Körperzelle stattfindet und maßgeblich zur Gesundheit beiträgt [s190]. Um diesen lebenswichtigen Prozess optimal zu unterstützen, müssen verschiedene Faktoren berücksichtigt werden.

Ein Schlüsselelement ist die ausreichende Versorgung mit Folat, das für den Abbau von Homocystein benötigt wird [s191]. In der Praxis bedeutet dies, täglich folsäurereiche Lebensmittel wie Spinat, Spargel und Hülsenfrüchte zu konsumieren. Bei Menschen mit genetischen Variationen, die die Folatverwertung beeinträchtigen, kann die Einnahme spezieller Folat-Formen sinnvoll sein. Ein einfacher Gentest kann hier Klarheit schaffen. Die Methylierung spielt eine zentrale Rolle bei der Regulierung von Neurotransmittern und der genetischen Reparatur [s192]. Um diese Prozesse zu optimieren, ist eine ausgewogene Versorgung mit Methionin wichtig. Praktisch lässt sich dies durch den regelmäßigen Verzehr von Eiern, Fisch und Nüssen umsetzen. Vitamin C hat sich als essentieller Cofaktor für die Methylierung erwiesen [s193]. Es beeinflusst den Methylierungsstatus von DNA und Histonen und trägt zum Schutz der Genom-Integrität bei. Eine vitamin-C-reiche Ernährung mit Zitrusfrüchten, Paprika und Brokkoli unterstützt diese Prozesse optimal. Die Methylierungskapazität wird durch das Verhältnis von S-Adenosylmethionin (SAMe) zu S-Adenosylhomocystein (SAH) bestimmt [s194]. Um dieses Verhältnis zu optimieren, empfiehlt sich eine nährstoffreiche Ernährung mit B-Vitaminen, die als Cofaktoren fungieren. Besonders B12-reiche Lebensmittel wie Hefe, Fisch und Fleisch sind hier wichtig.

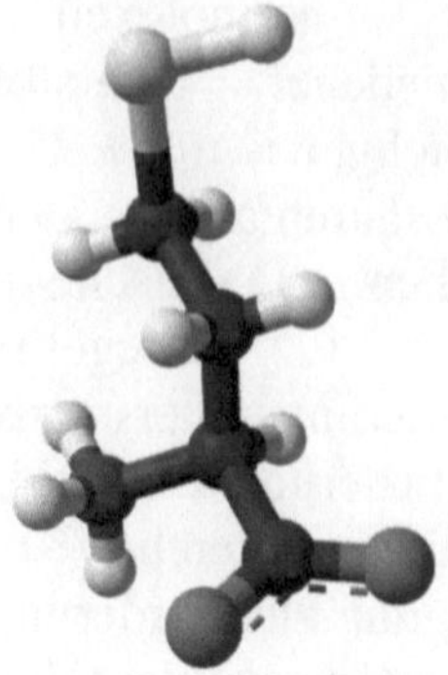

*Homocystein* [i54]

In der Leber findet ein Großteil der Methylierungsprozesse statt [s195]. Diese sind essentiell für die Produktion von wichtigen Molekülen wie Melatonin, Carnitin und Coenzym Q10. Eine leberfreundliche Ernährung mit viel grünem Gemüse, Artischocken und Kurkuma kann diese Prozesse unterstützen. Der Methylierungszyklus ist abhängig von einem komplexen Zusammenspiel verschiedener Nährstoffe [s190]. Ein Ungleichgewicht kann durch Aminosäuremangel oder oxidativen Stress entstehen. Praktische Gegenmaßnahmen sind: 1. Regelmäßiger Verzehr methylierungsunterstützender Lebensmittel 2. Reduzierung von oxidativem Stress durch antioxidantienreiche Kost 3. Ausreichend Bewegung zur Förderung des Stoffwechsels 4. Stressmanagement durch Meditation oder Yoga 5. Optimale Versorgung mit B-Vitaminen Die Methylierung ist auch entscheidend für die Phase-2-Entgiftung [s196]. Dabei werden lipophile Verbindungen in wasserlösliche Formen umgewandelt. Um diese Prozesse zu unterstützen, empfiehlt sich der Verzehr von kreuzblütrigem Gemüse wie Brokkoli und Rosenkohl. Ein besonderes Augenmerk sollte auf dem SAM/SAH-Verhältnis liegen [s190]. Ein niedriger Methylierungsindex kann auf eine globale Hypomethylierung hinweisen. Durch gezielte Ernährungsmaßnahmen und Supplementierung kann diesem Zustand entgegengewirkt werden. Die Methylierung beeinflusst auch den Estrogenstoffwechsel [s196]. Eine ausgewogene Ernährung mit viel Ballaststoffen und fermentierten Lebensmitteln kann hier unterstützend wirken. Zusätzlich ist es wichtig, den Konsum von xenoöstrogenhaltigen Produkten zu minimieren.

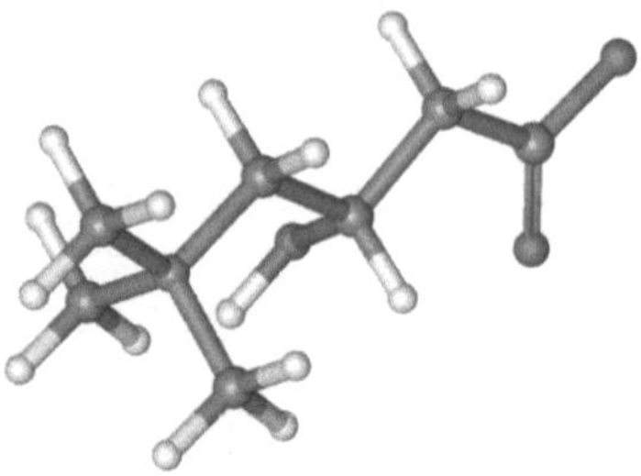

*Carnitin* [i55]

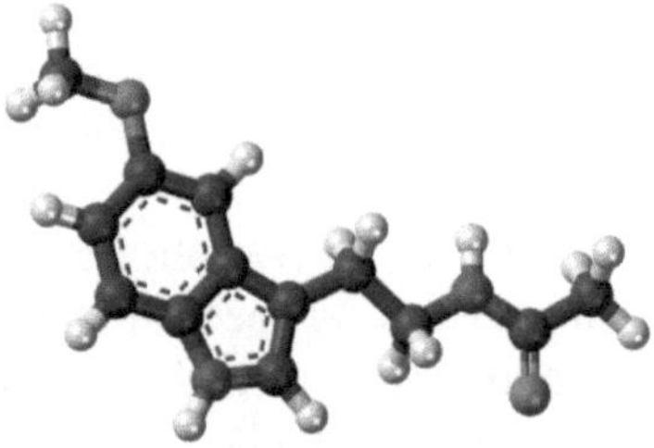

*Melatonin* [i56]

## Glossar

**Homocystein**
Eine schwefelhaltige Aminosäure, deren erhöhte Werte im Blut als Risikofaktor für Herz-Kreislauf-Erkrankungen gelten.

**Methylierung**
Ein chemischer Vorgang, bei dem eine Methylgruppe (CH3) an ein Molekül angehängt wird. Dieser Prozess ist wichtig für die Steuerung von Genen und den Abbau von Giftstoffen.

**S-Adenosylhomocystein**
Ein Stoffwechselprodukt, das bei der Übertragung von Methylgruppen entsteht und als Marker für die Methylierungskapazität des Körpers dient.

**S-Adenosylmethionin**
Ein natürlich vorkommendes Molekül, das als universeller Methylgruppendonator im Körper dient und bei der Produktion von Neurotransmittern hilft.

**Xenoöstrogen**
Künstliche Substanzen aus der Umwelt, die eine östrogenähnliche Wirkung im Körper haben können und in Plastik, Kosmetika oder Pestiziden vorkommen.

## 5. 2. 3. Säure-Basen-Balance

Die Säure-Basen-Balance ist ein fundamentaler Mechanismus unseres Körpers, der für zahlreiche lebenswichtige Funktionen verantwortlich ist. Der menschliche Körper strebt dabei einen präzise regulierten pH-Wert zwischen 7,35 und 7,45 an, wobei der optimale Wert bei 7,40 liegt [s197]. Dieser enge Bereich ist essentiell für die Sauerstoffversorgung der Gewebe und die korrekte Funktion zahlreicher Enzyme und Proteine. Unser Körper verfügt über verschiedene Puffersysteme, die eine zu starke Veränderung des pH-Werts verhindern [s198]. Das wichtigste dieser Systeme ist das Bicarbonat-Carbonat-Puffersystem, das besonders in den Gewebeflüssigkeiten aktiv ist. Dabei reagiert Kohlendioxid mit Wasser zu Kohlensäure, was einen effektiven Mechanismus zur pH-Regulation darstellt [s197]. In der Praxis bedeutet dies, dass wir durch bewusstes, tiefes Atmen die CO2-Abgabe regulieren und damit aktiv zur pH-Balance beitragen können. Die Nieren spielen eine zentrale Rolle bei der langfristigen pH-Regulation, indem sie Bicarbonat reabsorbieren und überschüssige Säuren ausscheiden [s198]. Um die Nierenfunktion zu unterstützen, ist eine ausreichende Flüssigkeitszufuhr von mindestens 2 Litern täglich essentiell. Interessanterweise kann die regelmäßige Einnahme von bicarbonathaltigem Mineralwasser dabei helfen, den pH-Wert des Urins zu erhöhen und die Säure-Basen-Balance positiv zu beeinflussen [s199]. Elektrolyte sind weitere wichtige Faktoren für die pH-Regulation [s200]. Ein ausgewogener Elektrolythaushalt kann durch eine bewusste Ernährung unterstützt werden. Kaliumreiche Lebensmittel wie Bananen, Avocados und grünes Blattgemüse sollten regelmäßig auf dem Speiseplan stehen. Bei intensiver körperlicher Aktivität ist besonders auf den Elektrolytausgleich zu achten, da starkes Schwitzen zu einem Ungleichgewicht führen kann. Es gibt vier Haupttypen von Säure-Basen-Störungen [s201]: die metabolische Azidose, metabolische Alkalose, respiratorische Azidose und respiratorische Alkalose. Erste Anzeichen einer Störung können Kopfschmerzen, Müdigkeit oder Verwirrung sein [s202]. Bei anhaltenden Symptomen sollte unbedingt ein Arzt aufgesucht werden, der mittels eines ABG-Tests (Arterielle Blutgasanalyse) die genaue Ursache ermitteln kann [s203]. Die respiratorische Kompensation bei metabolischer Azidose erfolgt durch eine erhöhte Atemfrequenz [s202]. Ein praktischer Tipp hierzu: Regelmäßige Atemübungen können die Effizienz der CO2-Abgabe verbessern. Dabei sollte die Atmung tief und gleichmäßig sein, ohne zu hyperventilieren, da dies zu einer respiratorischen Alkalose führen könnte. Für die Aufrechterhaltung einer gesunden Säure-Basen-Balance empfehlen sich folgende praktische Maßnahmen: 1. Ausgewogene Ernährung mit vielen basischen Lebensmitteln wie Gemüse und Obst 2. Regelmäßige moderate Bewegung zur Unterstützung der Stoffwechselprozesse 3. Ausreichende Flüssigkeitszufuhr, vorzugsweise mineralstoffreiches Wasser 4. Stressreduktion durch regelmäßige Entspannungsübungen 5. Vermeidung übermäßigen Konsums von säurebildenden Lebensmitteln Die metabolische Kompensation bei respiratorischer Azidose erfolgt durch eine erhöhte Bicarbonatkonzentration im Blut [s202]. Dies unterstreicht die Wichtigkeit einer ausgewogenen Ernährung mit ausreichend mineralstoffreichen Lebensmitteln. Besonders grünes Gemüse, Kartoffeln und bestimmte Obstsorten können dabei helfen, den Säure-Basen-Haushalt zu stabilisieren.

## Glossar

**Alkalose**
Eine Überschreitung des normalen pH-Werts in Richtung des basischen Bereichs. Kann Muskelkrämpfe und Nervosität verursachen.

**Azidose**
Eine Störung des Säure-Basen-Haushalts, bei der zu viele saure Stoffwechselprodukte im Körper vorliegen. Kann zu Muskelschmerzen und Herzrhythmusstörungen führen.

**Bicarbonat**
Ein wichtiges Puffersalz im Körper, das in der Leber gebildet wird und überschüssige Säuren neutralisieren kann.

**Elektrolyt**
Mineralien, die in Körperflüssigkeiten als elektrisch geladene Teilchen vorliegen und wichtig für Nervenreizleitung und Muskelkontraktion sind.

**pH-Wert**
Ein Maß für die Konzentration von Wasserstoffionen in einer Lösung, das auf einer Skala von 0 bis 14 gemessen wird. Werte unter 7 sind sauer, über 7 basisch.

**Zusammenfassung - 5. 2. Biochemische Prozesse**

- Glutathion-Biosynthese erfolgt in zwei ATP-abhängigen Schritten mit Glutamat, Cystein und Glycin als Grundbausteine
- Eine zu hohe GSH-Konzentration führt zur Rückkopplungshemmung der γ-Glutamyl-Cystein-Synthetase
- Serin dient als gemeinsamer Vorläufer für Cystein und Glycin bei der Glutathion-Bildung
- Die Pentose-Phosphat-Bahn liefert NADPH zur Reduktion von oxidiertem Glutathion
- Das Enzym PHGDH katalysiert den ersten Schritt der Serinsynthese
- Industrielle Glutathion-Produktion erfolgt durch Fermentation mit Hefe
- Die Überexpression von Genen der Glycin- und Cystein-Biosynthese verbessert die Glutathionproduktion
- Das SAM/SAH-Verhältnis bestimmt die Methylierungskapazität der Zelle
- Vitamin C fungiert als essentieller Cofaktor für Methylierungsprozesse
- Die Methylierung beeinflusst den Estrogenstoffwechsel und die Phase-2-Entgiftung
- Das Bicarbonat-Carbonat-Puffersystem ist hauptverantwortlich für die pH-Regulation in Gewebeflüssigkeiten
- Die Nieren regulieren den pH-Wert langfristig durch Bicarbonat-Reabsorption und Säureausscheidung
- Bei metabolischer Azidose erfolgt die respiratorische Kompensation durch erhöhte Atemfrequenz
- Die metabolische Kompensation bei respiratorischer Azidose geschieht durch erhöhte Bicarbonatkonzentration im Blut

## 5. 3. Umweltgifte ausleiten

In einer Zeit, in der wir täglich mit tausenden chemischen Substanzen konfrontiert werden, stellt sich die Frage: Wie können wir uns vor der zunehmenden Belastung durch Umweltgifte schützen? Von Schwermetallen in Fischen über Pestizide in Lebensmitteln bis hin zu Ausdünstungen aus Möbeln – die Liste potenzieller Giftstoffe scheint endlos. Doch welche dieser Substanzen sind besonders kritisch für unsere Gesundheit? Und vor allem: Wie können wir diese Giftstoffe effektiv aus unserem Körper ausleiten? Die Wissenschaft hat in den letzten Jahren bedeutende Fortschritte im Verständnis von Entgiftungsprozessen gemacht. Dabei wurde deutlich, dass unser Körper zwar über ausgeklügelte Entgiftungsmechanismen verfügt, diese aber durch die steigende Umweltbelastung oft überfordert sind. Die gute Nachricht ist: Es gibt erprobte Strategien, um die körpereigenen Entgiftungssysteme gezielt zu unterstützen und Umweltgifte systematisch auszuleiten.

> *„Studien zeigen, dass die Luft in Innenräumen bis zu dreimal mehr Schadstoffe und Allergene enthalten kann als die Außenluft."*

## 5. 3. 1. Schwermetallausleitung

Die Belastung durch Schwermetalle stellt in unserer modernen Industriegesellschaft ein zunehmendes Gesundheitsrisiko dar. Diese toxischen Substanzen gelangen über verschiedene Wege wie Wasser, Luft und Nahrung in unseren Organismus [s204]. Besonders problematisch ist dabei, dass Schwermetalle sich im Körper anreichern können und durch normale Stoffwechselprozesse nur schwer ausgeschieden werden.
Die klassische Behandlungsmethode bei Schwermetallbelastungen ist die Chelationstherapie mit synthetischen Chelatbildnern wie EDTA. Diese Substanzen binden die Schwermetalle und ermöglichen deren Ausscheidung über den Urin [s205]. Dabei ist wichtig zu wissen, dass EDTA bereits seit über 50 Jahren erfolgreich zur Behandlung von Bleivergiftungen eingesetzt wird [s206].

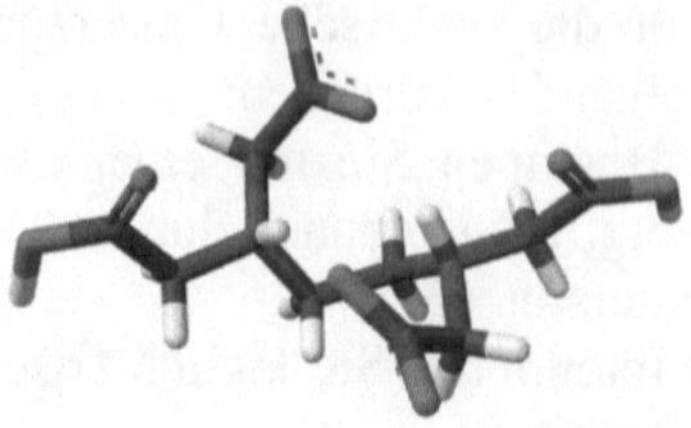

*EDTA* [i57]

Die Therapie sollte jedoch nur unter ärztlicher Aufsicht erfolgen, da Nebenwirkungen wie Nierenprobleme und Zinkmangel auftreten können [s205]. Als sanftere Alternative gewinnen zunehmend pflanzliche chelatoren an Bedeutung. Heilkräuter wie Knoblauch, Mariendistel, Koriander, Ginkgo und Kurkuma haben sich als wirksam bei der Schwermetallausleitung erwiesen [s207]. Der große Vorteil dieser natürlichen Substanzen liegt in ihren geringeren Nebenwirkungen im Vergleich zu synthetischen Chelatoren [s208]. So kann beispielsweise frischer Koriander täglich in Smoothies oder Salaten verzehrt werden, um die Schwermetallausleitung sanft zu unterstützen. Ein ganzheitlicher Ansatz zur Schwermetallausleitung umfasst mehrere Komponenten: 1. Expositionsminimierung: Zunächst sollten Schwermetallquellen im Alltag identifiziert und reduziert werden. Dies kann bedeuten, auf Amalgamfüllungen zu verzichten oder den Konsum von belastetem Fisch einzuschränken [s209]. 2. Unterstützung der Entgiftungsorgane: Die Leber als zentrales Entgiftungsorgan kann durch hepatoprotektive Heilkräuter wie Mariendistel gestärkt werden [s208]. Ein Teelöffel Mariendistelextrakt täglich kann hier bereits positive Effekte zeigen. 3. Oxidativen Stress reduzieren: Da Schwermetalle oxidativen Stress verursachen [s204], ist die Einnahme von Antioxidantien sinnvoll. Hier bietet sich beispielsweise Kurkuma an, das sowohl antioxidativ wirkt als auch die Schwermetallausleitung unterstützt. 4. Darmsanierung: Heilkräuter können die Darmbewegung fördern und damit die Ausscheidung von Toxinen unterstützen [s208]. Eine ballaststoffreiche Ernährung mit viel Gemüse und Kräutern ist hier besonders wichtig. Moderne Forschungsansätze untersuchen auch den Einsatz von nanoporösen Materialien zur Schwermetallbindung. Diese zeigen vielversprechende Ergebnisse bei der Entfernung von Toxinen aus biologischen Flüssigkeiten [s210]. Besonders effektiv sind dabei Thiol-funktionalisierte Sorbentien, die Schwermetalle aus Blut und Urin entfernen können.

Für die praktische Umsetzung einer Schwermetallausleitung empfiehlt sich folgendes Vorgehen:
- Beginnen Sie mit einer zweiwöchigen Vorbereitungsphase, in der Sie die Entgiftungsorgane durch Heilkräuter wie Mariendistel und Löwenzahn unterstützen.
- Integrieren Sie täglich frische Kräuter wie Koriander und Petersilie in Ihre Ernährung.
- Trinken Sie ausreichend Wasser (mindestens 2 Liter täglich) zur Unterstützung der Ausscheidung.
- Schwitzen Sie regelmäßig in der Sauna oder durch Sport, um die Ausleitung über die Haut zu fördern.
- Supplementieren Sie gezielt mit Antioxidantien und entgiftungsfördernden Nährstoffen.

Die Dauer einer Schwermetallausleitung kann mehrere Monate betragen und sollte idealerweise unter fachkundiger Begleitung erfolgen. Regelmäßige Kontrollen der Schwermetallwerte durch Haar-, Urin- oder Bluttests können den Fortschritt dokumentieren [s206]. Wichtig ist auch die Beachtung möglicher Kontraindikationen: Menschen mit Nierenerkrankungen sollten besonders vorsichtig sein und intensive Ausleitungstherapien vermeiden [s205]. Auch Schwangere und Stillende sollten vor einer Schwermetallausleitung ärztlichen Rat einholen.

## 5. 3. 2. Pestizidbelastung minimieren

Die Minimierung der Pestizidbelastung ist ein wichtiger Baustein für die Reduzierung von Umweltgiften im Körper. Pestizide gehören zu den am weitesten verbreiteten Umweltgiften und finden sich nicht nur in konventionell angebauten Lebensmitteln, sondern auch in der Luft, im Wasser und in vielen Alltagsprodukten [s211]. Eine der effektivsten Strategien zur Reduzierung der Pestizidbelastung ist der Umstieg auf biologisch erzeugte Lebensmittel [s212]. Studien zeigen, dass der Konsum von Bio-Produkten die Pestizidbelastung im Körper deutlich senken kann. Besonders wichtig ist dies bei Obst und Gemüse, das üblicherweise stark mit Pestiziden belastet ist. Wenn der vollständige Umstieg auf Bio-Produkte nicht möglich ist, empfiehlt sich zumindest der Kauf von Bio-Qualität bei den am stärksten belasteten Lebensmitteln. Die Unterstützung der körpereigenen Entgiftungswege spielt eine zentrale Rolle bei der Minimierung von Pestizidbelastungen [s213]. Die Leber als wichtigstes Entgiftungsorgan durchläuft dabei zwei Phasen: In Phase 1 werden die Giftstoffe durch enzymatische Prozesse umgewandelt, während in Phase 2 die Ausscheidung vorbereitet wird. Diese Prozesse können durch bestimmte Lebensmittel gezielt unterstützt werden. Besonders effektiv sind dabei Kreuzblütler wie Brokkoli-Sprossen, die reich an Glucoraphanin sind [s214]. Diese Substanz steigert nachweislich die Entgiftungskapazität des Körpers. Auch rote Beete hat sich als wirksam erwiesen, da sie die Leberfunktion unterstützt und die Ausscheidung von Schadstoffen fördert. Ein innovativer Ansatz zur Pestizidreduktion ist die Nutzung von Pflanzen als natürliche Filter [s215]. Durch Phytoremediation können bestimmte Pflanzen aktiv Schadstoffe aus ihrer Umgebung aufnehmen und abbauen [s216]. Dies kann sowohl im Garten als auch in Innenräumen genutzt werden, wo Zimmerpflanzen zur Verbesserung der Luftqualität beitragen.

Für die praktische Umsetzung im Alltag empfehlen sich folgende Maßnahmen:
- Gründliches Waschen und wenn möglich Schälen von konventionell angebautem Obst und Gemüse
- Installation von Aktivkohlefiltern für Trinkwasser
- Regelmäßige Lüftung von Innenräumen zur Reduktion der Schadstoffkonzentration
- Verwendung von natürlichen Körperpflegeprodukten ohne synthetische Zusätze [s212]

Die Vorbereitung des Körpers auf eine verbesserte Entgiftung umfasst auch Lifestyle-Änderungen [s217]. Dazu gehört die Reduktion von Alkohol und Koffein sowie der Verzicht auf stark verarbeitete Lebensmittel. Eine ausgewogene Ernährung mit hochwertigen Nährstoffen unterstützt die Leber- und Darmgesundheit [s213]. Probiotische Lebensmittel spielen eine wichtige Rolle, da sie die Darmflora stärken und damit die Entgiftungskapazität des Körpers erhöhen [s213]. Fermentierte Lebensmittel wie Sauerkraut, Kefir oder Kombucha können täglich in kleinen Mengen verzehrt werden. Die Luftqualität in Innenräumen verdient besondere Aufmerksamkeit [s211]. Neben regelmäßigem Lüften können Luftreiniger und bestimmte Zimmerpflanzen zur Verbesserung beitragen. Wichtig ist auch die Kontrolle der Luftfeuchtigkeit, da übermäßige Feuchtigkeit das Wachstum von Schimmelpilzen begünstigt, die zusätzliche Giftstoffe produzieren können. Ein oft übersehener Aspekt ist die Bedeutung von löslichen Ballaststoffen bei der Regulierung des Hormonhaushalts [s213]. Xenoestrogene, die häufig in Pestiziden enthalten sind, können hormonelle Störungen verursachen. Eine ballaststoffreiche Ernährung hilft, diese Substanzen zu binden und auszuscheiden.

## Glossar

**Glucoraphanin**

Ein sekundärer Pflanzenstoff aus der Gruppe der Glucosinolate, der besonders in jungen Kreuzblütlergewächsen vorkommt und im Körper zu dem stark antioxidativ wirkenden Sulforaphan umgewandelt wird.

**Phytoremediation**

Ein natürlicher Prozess, bei dem spezielle Pflanzen wie Sonnenblumen oder Hanf genutzt werden, um Schadstoffe aus Böden oder Gewässern zu entfernen. Die Pflanzen nehmen dabei die Giftstoffe über ihre Wurzeln auf und lagern sie in ihrem Gewebe ein.

**Xenoestrogen**

Künstliche Stoffe, die dem weiblichen Hormon Östrogen ähneln und als endokrine Disruptoren wirken können. Sie finden sich häufig in Plastikprodukten, Kosmetika und Pestiziden.

## 5. 3. 3. Wohnraumgifte eliminieren

Die Belastung durch Wohnraumgifte stellt ein oft unterschätztes Gesundheitsrisiko dar. Studien zeigen, dass die Luft in Innenräumen bis zu dreimal mehr Schadstoffe und Allergene enthalten kann als die Außenluft [s218]. Diese Belastung steht in direktem Zusammenhang mit einem erhöhten Risiko für Asthma, Allergien und sogar Krebs [s219]. Eine zentrale Rolle bei der Eliminierung von Wohnraumgiften spielt die bewusste Auswahl von Einrichtungsgegenständen. Besonders wichtig ist die Vermeidung von Materialien mit hohem VOC-Gehalt (flüchtige organische Verbindungen). Stattdessen sollten Möbel aus natürlichen Materialien wie unbehandeltem Holz, Baumwolle oder Wolle bevorzugt werden [s220]. Bei der Einrichtung eines gesunden Schlafzimmers beispielsweise empfiehlt sich eine Matratze aus natürlichem Latex oder Bio-Baumwolle, kombiniert mit Bettwäsche aus unbehandelter Naturfaser. Für Bodenbeläge bieten sich umweltfreundliche Alternativen wie Bambus, Kork oder natürliches Linoleum an. Wenn Teppiche gewünscht sind, sollten diese aus Wolle bestehen, da sie weniger chemisch behandelt sind als ihre synthetischen Pendants [s220]. Ein praktischer Tipp ist hier, beim Kauf nach entsprechenden Öko-Zertifizierungen zu fragen und sich Schadstoffprüfzeugnisse vorlegen zu lassen. In der Küche spielt die Wahl des richtigen Kochgeschirrs eine wichtige Rolle. Teflon-beschichtetes Geschirr sollte durch Alternativen aus Gusseisen, Edelstahl oder Keramik ersetzt werden [s220]. Auch bei der Aufbewahrung von Lebensmitteln ist Vorsicht geboten: Plastikbehälter können endokrine Disruptoren freisetzen und sollten durch Glas- oder Keramikbehälter ersetzt werden. Die Reinigung des Wohnraums verdient besondere Aufmerksamkeit. Konventionelle Reinigungsmittel enthalten oft aggressive Chemikalien, die die Raumluft belasten. Eine praktische Alternative ist die Verwendung von natürlichen Reinigungsmitteln wie Essig, Natron oder Zitronensäure. Diese sind nicht nur umweltfreundlich, sondern auch kostengünstig und effektiv [s220]. Ein oft vernachlässigter Aspekt ist die Bedeutung des Lymphsystems bei der Entgiftung des Körpers. Das Lymphsystem funktioniert wie eine körpereigene Müllabfuhr und ist essentiell für die Entsorgung von Toxinen [s221]. Unterstützen können Sie diesen Prozess durch regelmäßige Bewegung und spezielle Atemübungen, die nachweislich die Lungenfunktion verbessern und zusätzlich stressreduzierend wirken [s222]. Die biotransformation von

Toxinen kann durch die gezielte Aufnahme von therapeutischen Lebensmitteln unterstützt werden. Diese liefern wichtige Enzyme, Nährstoffe und Vitamine, die helfen, Giftstoffe in wasserlösliche Substanzen umzuwandeln und so ihre Ausscheidung zu erleichtern [s221]. Für die praktische Umsetzung empfiehlt sich ein schrittweiser Ansatz: 1. Beginnen Sie mit einer Bestandsaufnahme aller potenziellen Schadstoffquellen in Ihrem Wohnraum 2. Ersetzen Sie schrittweise bedenkliche Materialien und Produkte 3. Etablieren Sie ein natürliches Reinigungssystem 4. Sorgen Sie für regelmäßige Frischluftzufuhr 5. Integrieren Sie Zimmerpflanzen als natürliche Luftreiniger Die konsequente Umsetzung dieser Maßnahmen kann zu einer deutlichen Verbesserung des Wohlbefindens führen. Typische positive Effekte sind verbesserter Schlaf, reduzierter Stress, weniger körperliche Beschwerden und eine erhöhte geistige Wachsamkeit [s218].

**Zusammenfassung - 5. 3. Umweltgifte ausleiten**

- Schwermetalle reichern sich im Körper an und werden durch normale Stoffwechselprozesse nur schwer ausgeschieden
- EDTA wird seit über 50 Jahren erfolgreich zur Behandlung von Bleivergiftungen eingesetzt
- Heilkräuter wie Knoblauch, Mariendistel, Koriander, Ginkgo und Kurkuma haben sich als wirksame natürliche Chelatoren erwiesen
- Nanoporöse Materialien, besonders Thiol-funktionalisierte Sorbentien, können Schwermetalle effektiv aus Blut und Urin entfernen
- Glucoraphanin aus Brokkoli-Sprossen steigert nachweislich die Entgiftungskapazität des Körpers
- Durch Phytoremediation können bestimmte Pflanzen aktiv Schadstoffe aus ihrer Umgebung aufnehmen und abbauen
- Xenoestrogene aus Pestiziden werden durch lösliche Ballaststoffe gebunden und ausgeschieden
- Die Luft in Innenräumen kann bis zu dreimal mehr Schadstoffe und Allergene enthalten als die Außenluft
- Die Biotransformation von Toxinen wandelt Giftstoffe in wasserlösliche Substanzen um und erleichtert ihre Ausscheidung
- Endokrine Disruptoren aus Plastikbehältern können den Hormonhaushalt stören

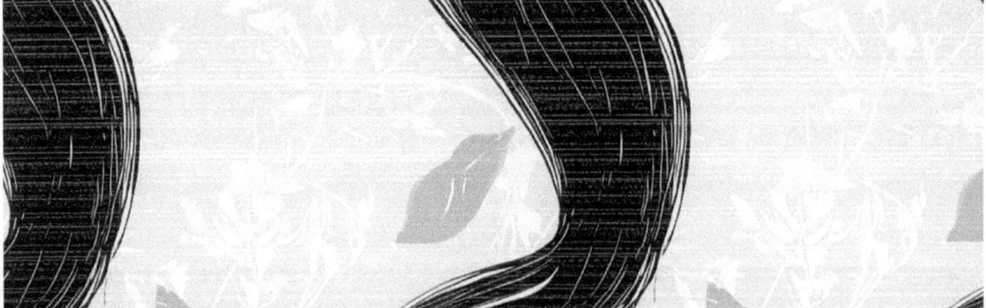

**Rückblick - 5. Zelluläre Entgiftung**

- Die Mitochondrien wandeln lipophile Substanzen in wasserlösliche Metaboliten um, die der Körper effektiv ausscheiden kann
- Glutathion ist das stärkste körpereigene Antioxidans und schützt die Mitochondrien vor oxidativem Stress
- Alpha-Liponsäure unterstützt die Umwandlung von Glukose in ATP und ist am Abbau von Aminosäuren beteiligt
- Photobiomodulation durch spezifische Lichtwellen wird von den Chromophoren in den Mitochondrien absorbiert und verbessert die Energieproduktion
- Die Infrarot-Sauna-Therapie optimiert die Sauerstoffversorgung des Blutes und verbessert die Mikrozirkulation
- Die Glutathion-Biosynthese erfolgt in zwei ATP-abhängigen Schritten mit den Aminosäuren Glutamat, Cystein und Glycin
- Die Pentose-Phosphat-Bahn liefert NADPH zur Regeneration von oxidiertem Glutathion
- Das Bicarbonat-Carbonat-Puffersystem reguliert den pH-Wert in Gewebeflüssigkeiten
- EDTA wird seit über 50 Jahren erfolgreich zur Behandlung von Bleivergiftungen eingesetzt
- Nanoporöse Materialien mit Thiol-Funktionalisierung können Schwermetalle effektiv aus biologischen Flüssigkeiten entfernen
- Glucoraphanin aus Brokkoli-Sprossen steigert nachweislich die Entgiftungskapazität des Körpers
- Die Phytoremediation nutzt spezielle Pflanzen zur aktiven Aufnahme und zum Abbau von Schadstoffen
- VOCs aus Möbeln und Baumaterialien können die Raumluft bis zu dreimal stärker belasten als die Außenluft

**Kostenlose Zusatzangebote in Planung**

Wir freuen uns, Ihnen künftig ergänzende kostenlose Materialien zu diesem Buch anbieten zu können:

- Ein exklusives Bonuskapitel mit zusätzlichen Inhalten
- Eine kompakte Zusammenfassung des gesamten Buches im PDF-Format

Die Veröffentlichung dieser Materialien ist für Januar 2025 geplant.
Besuchen Sie gerne schon heute unsere Website. Sobald unser Newsletter-Service startet (voraussichtlich Januar 2025), können Sie sich dort für Updates registrieren und verpassen keine Neuigkeiten zu den kostenlosen Zusatzangeboten.

SaageBooks.com/de/beauty_detox-bonus-KXANTM

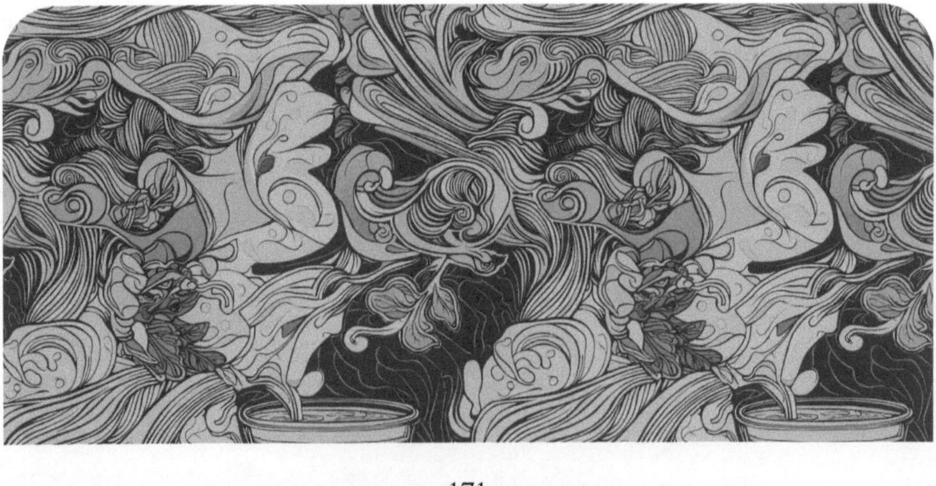

**Liebe Leserinnen, liebe Leser,**

Ich fühle mich sehr geehrt, dass Sie sich die Zeit genommen haben, mein Buch von Anfang bis Ende zu lesen. Als Autor ist es mein größter Wunsch, Ihnen wertvolle Erkenntnisse und praktische Hilfestellungen mit auf den Weg zu geben. Ihr Vertrauen in meine Arbeit bedeutet mir sehr viel. Ich hoffe, die Lektüre war für Sie bereichernd. Sollten Sie Fragen oder Anregungen haben, können Sie mich gerne über unsere Website kontaktieren.

Wenn Ihnen dieses Buch gefallen hat, würde ich mich sehr über eine ehrliche Rezension freuen. Ihre Meinung ist mir wichtig und hilft anderen Lesern bei ihrer Entscheidung. Sie können Ihre ehrliche Bewertung ganz einfach auf der Verkaufsplattform hinterlassen, über die Sie das Buch erworben haben.
Vielen Dank für Ihre Unterstützung!

**Artemis Saage**

Saage Media GmbH

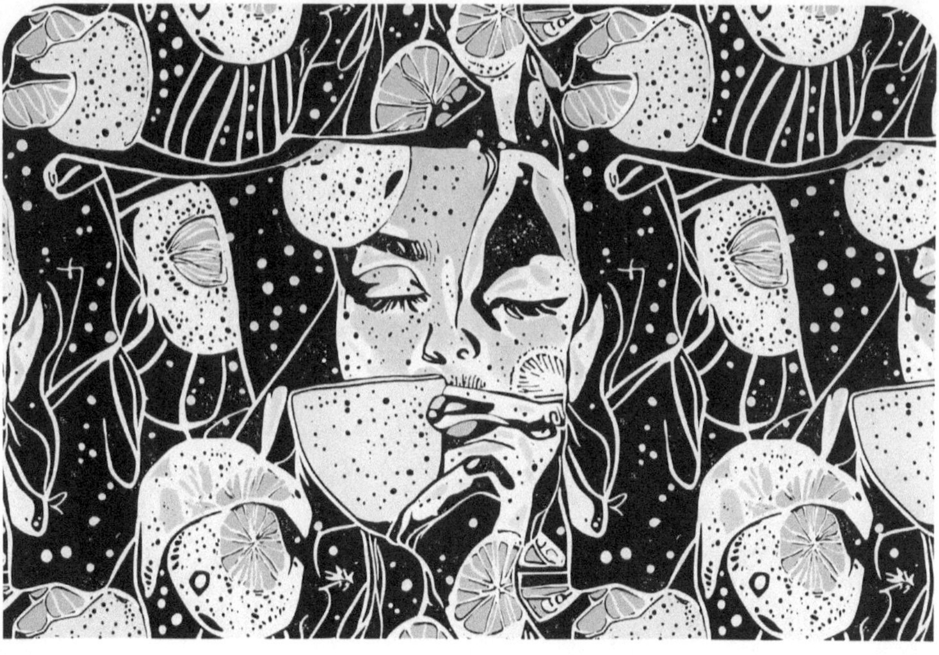

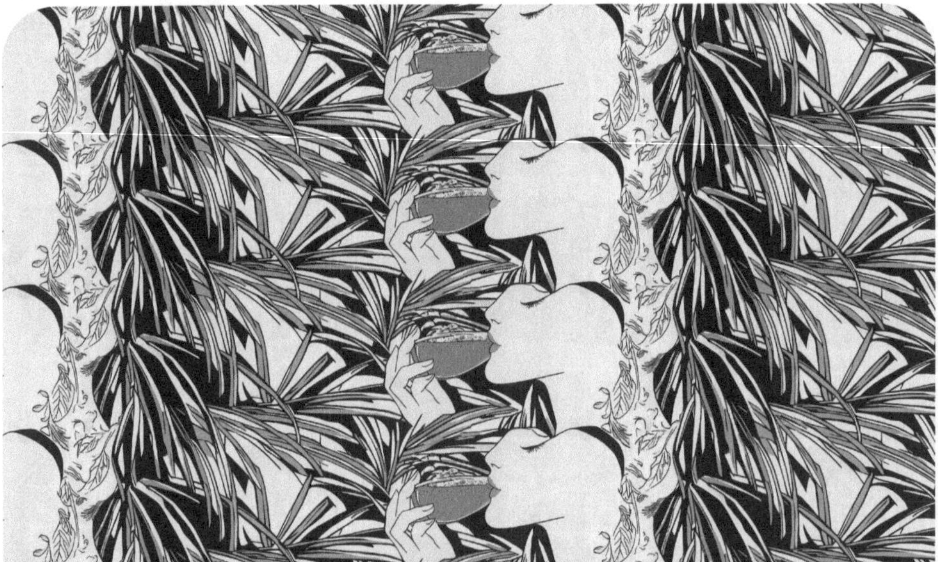

# Quellen

**Mein aufrichtiger Dank gilt allen Autorinnen und Autoren der zitierten wissenschaftlichen und nicht-wissenschaftlichen Quellen, den Betreibern der referenzierten Internetseiten sowie den Urheberinnen und Urhebern der verwendeten Bilder, Grafiken und Studien, deren wertvolle Arbeiten wesentlich zur Entstehung dieses Buches beigetragen haben.**
Für weitere Informationen empfehle ich Ihnen, die verlinkten Quellen-Websites zu besuchen.

Alle Quellen wurden zuletzt aufgerufen am: 2025-01-02


**[s1]** - https://www.cancer.gov/about-cancer/treatment/cam
**Autor:** Dr. Jeffrey D. White **Titel:** Complementary and Alternative Medicine (CAM)
**von:** National Cancer Institute (NCI) **Webseite:** cancer.gov
**Publisher:** National Cancer Institute

**[s2]** - https://pubmed.ncbi.nlm.nih.gov/37559241/
**Autor:** Geir Bjorklund, Natlia Cruz-Martins, Bey Hing Goh, Olha Mykhailenko, Roman Lysiuk, Mariia Shanaida, Larysa Lenchyk, Taras Upyr, Marius Emil Rusu, Antonina Pryshlyak, Volodymyr Shanaida, Salvatore Chirumbolo **Titel:** Medicinal Plant-derived Phytochemicals in Detoxification
**von:** Council for Nutritional and Environmental Medicine (CONEM) **Erscheinungsdatum:** 2024
**Webseite:** PubMed **Publisher:** Bentham Science Publishers

**[s3]** - https://www.health.com/weight-loss/how-to-detox
**Autor:** Korin Miller **Titel:** 8 Ways To Detox Your Body
**von:** Health **Erscheinungsdatum:** August 6, 2024
**Webseite:** Health **Publisher:** Dotdash Meredith

**[s4]** - https://e-lactancia.org/media/papers/ColonLimpieza-FamPrac2011.pdf
**Autor:** Ranit Mishori, MD; Aye Otubu, MD; Aminah Alleyne Jones, MD **Titel:** The dangers of colon cleansing
**von:** Georgetown University **Erscheinungsdatum:** AUGUST 2011
**Webseite:** jfponline.com **Publisher:** The Journal of Family Practice

**[s5]** - https://atriumhealth.org/dailydose/2017/01/26/do-detox-diets-really-work
**Autor:** Francesca Ballicu **Titel:** Do Detox Diets Really Work?
**von:** Atrium Health **Erscheinungsdatum:** 2017-01-26
**Webseite:** Atrium Health

**[s6]** - https://dheemahiayur.com/panchakarma-revitalizing-ancient-wisdom-for-modern-rejuvenation/
**Autor:** Dr. Vishnu B.A.M.S **Titel:** Panchakarma: Revitalizing Ancient Wisdom for Modern Rejuvenation
**von:** Dheemahi Ayurveda **Webseite:** Dheemahi Ayurveda

**[s7]** - https://bnrc.springeropen.com/articles/10.1186/s42269-024-01231-0
**Autor:** Sunil Kumar Verma, Minakshi Pandey, Avinash Sharma, Devendra Singh **Titel:** Exploring Ayurveda: principles and their application in modern medicine
**von:** SpringerOpen **Erscheinungsdatum:** 05 August 2024
**Webseite:** Bulletin of the National Research Centre

**[s8]** - https://ayurveda.com/introduction-to-panchakarma/
**Titel:** Introduction to Panchakarma **von:** The Ayurvedic Institute
**Webseite:** ayurveda.com

**[s9]** - https://www.anandaspa.com/uploads/documents/Ananda_Wellness_Programmes.pdf
**Titel:** Ananda Wellness Programmes **von:** Ananda Spa
**Webseite:** anandaspa.com

**[s10]** - https://inlighthyperbarics.com/blog/detoxify-yourself-of-dioxin-amp-heavy-metal-exposure-from-the-assault-on-the-air-water-amp-earth-that-sustains-us
**Autor:** Caitlin Wilson **Titel:** Detoxify Yourself of Dioxin Heavy Metal Exposure from the Assault on the Air, Water Earth that Sustains Us
**von:** In Light Hyperbarics **Erscheinungsdatum:** February 2023
**Webseite:** In Light Hyperbarics

**[s11]** - https://my.klarity.health/oranges-and-detoxification/
**Autor:** Ihuman Patience **Titel:** Oranges And Detoxification
**von:** Klarity Health **Webseite:** my.klarity.health

**[s12]** - https://www.trihealthandwellness.info/detoxify-the-healing-benefits-of-an-ionic-footbath
**Autor:** Valerie Nolan **Titel:** Detoxify: The Healing Benefits of an Ionic Footbath
**von:** Tri Health Wellness **Erscheinungsdatum:** February 13, 2024
**Webseite:** Tri Health Wellness

[s13] - https://www.herbmedpharmacol.com/PDF/jhp-8-69.pdf
**Autor:** Reza Mehrandish, Aliasghar Rahimian, Alireza Shahriary **Titel:** Heavy metals detoxification: A review of herbal compounds for chelation therapy in heavy metals toxicity
**von:** Baqiatallah University of Medical Sciences, Tehran University of Medical Sciences **Erscheinungsdatum:** 2019-04
**Webseite:** Journal of Herbmed Pharmacology

[s14] - https://www.sarahfreia.com/blog/best-clay-masks
**Autor:** Sarah Freia **Titel:** The Best Natural Clay Masks
**Webseite:** sarahfreia.com

[s15] - http://andrea-hannemann-11s7.squarespace.com/sun-care/natural-solutions-for-smooth-glowing-skin-bentonite-clay-mask
**Autor:** Andrea Hannemann **Titel:** Natural Solutions for Smooth Glowing Skin-Bentonite Clay Mask
**Erscheinungsdatum:** September 08, 2015 **Webseite:** earthyandy

[s16] - http://www.projectvanity.com/projectvanity/dvdqlsps18md4902w337krzlot7ils
**Autor:** Claire Reyes **Titel:** Its Mask OClock: The five clay masks that actually work wonders on my sensitive skin
**von:** Project Vanity **Erscheinungsdatum:** Dec 19
**Webseite:** Project Vanity

[s17] - https://carolinanaturalmedicine.com/about/massage-therapy/massage-therapy-and-asian-bodywork-services/
**Titel:** Massage Therapy and Asian Bodywork Services **von:** Carolina Clinic of Natural Medicine
**Webseite:** Carolina Natural Medicine

[s18] - https://ayurwayayurveda.com/discover-the-benefits-of-ayurvedic-massage-types-and-benefits-explained/
**Autor:** ayurway **Titel:** Discover the Benefits of Ayurvedic Massage: Types and Benefits Explained
**von:** Ayurway Ayurveda **Erscheinungsdatum:** 2024-08-01
**Webseite:** ayurwayayurveda.com

[s19] - https://137pillarshotels.com/cms/resources/downloads/137-pillars-house-nitra-serenity-centre-spa-menu-2024.pdf
**Titel:** Nitra Serenity Centre Spa Menu 2024 **von:** 137 Pillars Hotels and Resorts
**Webseite:** 137 Pillars Hotels

[s20] - https://www.pelicanhill.com/images/PH_SPA_BROCHURE_120823_r2_iPad.pdf
**Autor:** The Spa at Pelican Hill **Titel:** Treatment Menu
**von:** Pelican Hill **Erscheinungsdatum:** Winter 2023
**Webseite:** pelicanhill.com

[s21] - https://www.treehugger.com/no-shampoo-experiment-six-months-later-4858718
**Autor:** Katherine Martinko **Titel:** The No Shampoo Experiment, Six Months Later
**von:** Treehugger **Erscheinungsdatum:** September 07, 2024
**Webseite:** Treehugger

[s22] - https://maicurls.com/2016/08/03/coffee-rinse-for-long-stronger-healthier-natural-hair/
**Autor:** Maicurls **Titel:** Coffee Rinse for long, stronger, healthier Natural Hair
**Erscheinungsdatum:** 2016-08-03 **Webseite:** Maicurls

[s23] - https://dishingupbalance.com/diy-hibiscus-hair-mask/
**Autor:** Krystal **Titel:** DIY Hibiscus Hair Mask
**von:** Dishing Up Balance **Erscheinungsdatum:** October 11, 2018
**Webseite:** Dishing Up Balance

[s24] - https://www.ouroilyhouse.com/apple-cider-vinegar-hair-rinse/
**Autor:** Laura **Titel:** DIY Apple Cider Vinegar Hair Rinse
**von:** Our Oily House **Erscheinungsdatum:** 2024-03-12
**Webseite:** ouroilyhouse.com

[s25] - https://www.kamaayurveda.in/blog/hair-mask
**Autor:** Shreya Dalela **Titel:** Top 10 DIY Ayurvedic Hair Masks At Home Recipes To Try
**von:** Kama Ayurveda **Erscheinungsdatum:** 14 January 2024
**Webseite:** Kama Ayurveda

[s26] - https://kelaparetreat.com/unlock-in-bali/
**Titel:** Unlock Inner Peace in Bali **von:** Kelapa Retreat
**Webseite:** Kelapa Retreat

[s27] - https://www.cancer.gov/about-cancer/treatment/cam
**Autor:** Dr. Jeffrey D. White **Titel:** Complementary and Alternative Medicine (CAM)
**von:** National Cancer Institute (NCI) **Webseite:** cancer.gov
**Publisher:** National Cancer Institute

[s28] - https://northstarrecoverycenter.com/holistic-healing-approaches-in-drug-rehab-centers-across-ma/
**Autor:** Northstar Recovery Center **Titel:** Holistic Healing: Approaches in Drug Rehab Centers across MA
**Webseite:** Northstar Recovery Center

[s29] - https://www.gatewayofhealing.com/5-signs-you-need-energy-cleansing-7-ways-to-conquer/
**Autor:** Dr. Chandni Tugnait **Titel:** 5 Signs You Need Energy Cleansing 7 Ways To Conquer
**von:** Gateway of Healing **Webseite:** Gateway of Healing

[s30] - https://www.jkyog.org/blog/navratri-fast-essential-tips-for-a-healthy-and-spiritual-balance/
**Autor:** JKYog Team **Titel:** Navratri Fast: Essential Tips for a Healthy and Sp iritual Balance
**von:** JKYog **Erscheinungsdatum:** October 7, 2024
**Webseite:** JKYog

[s31] - https://resilientbeing.me/blog/2020/5/15/my-panchakarma-experience-a-21-day-ayurvedic-cleanse-at-mitra-hermitage
**Autor:** Naushad Godrej **Titel:** My Panchakarma Experience: A 21 Day Ayur vedic Cleanse at Mitra Hermitage
**von:** Resilient Being **Erscheinungsdatum:** May 15, 2020
**Webseite:** resilientbeing.me

[s32] - https://inspirerecoveryct.com/unplugging-for-mental-wellness-with-a-digital-detox/
**Autor:** The Inspire Recovery Team **Titel:** Unplugging for Mental Wellness with a Digital Detox
**von:** Inspire Recovery **Erscheinungsdatum:** January 12, 2024
**Webseite:** Inspire Recovery

[s33] - https://yoursay.plos.org/2024/05/disconnect-to-reconnect-adolescents-embracing-digital-detox/
**Autor:** Kumar Gaurav **Titel:** Disconnect to Reconnect: Adolescents Embracing Digital Detox
**von:** PLOS **Erscheinungsdatum:** May 2, 2024
**Webseite:** Your Say

[s34] - https://www.nicklauschildrens.org/Campaigns/SafeSound/BlogPosts/Digital-Detox-Why-Your-Teen-Might-Need-Some-Time

| | | | |
|---|---|---|---|
| **Autor:** | Digital Safety Alliance | **Titel:** | Digital Detox: Why Your Teen Might Need Some Time Away From Their Phone |
| **von:** | Nicklaus Childrens Health System | **Erscheinungsdatum:** | May 05, 2024 |
| **Webseite:** | Nicklaus Childrens Hospital | | |

[s35] - https://www.newportinstitute.com/resources/mental-health/digital-detox/

| | | | |
|---|---|---|---|
| **Autor:** | Don Grant, MA, MFA, DAC, SUDCC IV, PhD | **Titel:** | 5 Steps for How to Do a Digital Detox |
| **von:** | Newport Institute | **Webseite:** | Newport Institute |

[s36] - https://medium.com/beautiful-life-101/digital-detox-days-unplugging-to-recharge-your-life-76f810abb479

| | | | |
|---|---|---|---|
| **Titel:** | Digital Detox Days: Unplugging to Recharge Your Life | **von:** | Medium |
| **Erscheinungsdatum:** | Mar 14, 2024 | **Webseite:** | Medium |
| **Publisher:** | Beautiful Life 101 | | |

[s37] - https://rhythmagency.com/blog/october-2024/marketing-unplugged-promoting-a-digital-detox

| | | | |
|---|---|---|---|
| **Titel:** | Marketing Unplugged: Promoting A Digital Detox | **von:** | Rhythm Agency |
| **Erscheinungsdatum:** | October 04, 2024 | **Webseite:** | Rhythm Agency |

[s38] - https://www.unlv.edu/news/article/national-day-unplugging-5-reasons-digital-detox

| | | | |
|---|---|---|---|
| **Autor:** | Keyonna Summers | **Titel:** | National Day of Unplugging: 5 Reasons to Digital Detox |
| **von:** | University of Nevada, Las Vegas | **Erscheinungsdatum:** | February 21, 2019 |
| **Webseite:** | UNLV News Center | | |

[s39] - https://thriveworks.com/help-with/self-improvement/digital-detox/

| | | | |
|---|---|---|---|
| **Autor:** | Alexandra Cromer, LPC; Theresa Lupcho, LPC; Hannah DeWitt | **Titel:** | How a digital detox can bring a healthy balance to your life |
| **von:** | Thriveworks | **Webseite:** | Thriveworks |

[s40] - https://www.journee-mondiale.com/en/detoxifying-your-aura-a-holistic-approach-to-spiritual-cleansing-for-mind-body-and-spirit/

| | | | |
|---|---|---|---|
| **Autor:** | John | **Titel:** | Detoxifying Your Aura: A Holistic Approach to Spiritual Cleansing for Mind, Body, and Spirit |
| **Erscheinungsdatum:** | 27102024 | **Webseite:** | Journee-Mondiale |

[s41] - https://www.onlymyhealth.com/what-is-panchakarma-ancient-ayurvedic-detox-therapy-12977818866

| | | | |
|---|---|---|---|
| **Autor:** | Manali Momaya | **Titel:** | World Ayurveda Day 2024: What Is Panchak arma, Ayurveda's Ancient Detox Therapy? |
| **von:** | OnlyMyHealth | **Erscheinungsdatum:** | 2024-10-29 |
| **Webseite:** | OnlyMyHealth | | |

[s42] - https://www.trihealthandwellness.info/detoxify-the-healing-benefits-of-an-ionic-footbath

| | | | |
|---|---|---|---|
| **Autor:** | Valerie Nolan | **Titel:** | Detoxify: The Healing Benefits of an Ionic Footbath |
| **von:** | Tri Health Wellness | **Erscheinungsdatum:** | February 13, 2024 |
| **Webseite:** | Tri Health and Wellness | | |

[s43] - https://www.parishealingarts.com/detoxify-nourish-benefits-liver-cleansing/

| | | | |
|---|---|---|---|
| **Autor:** | Dr. Laura Paris | **Titel:** | Detoxify and Nourish: The Benefits of Liver Cleansing |
| **von:** | Paris Healing Arts | **Webseite:** | parishealingarts.com |

[s44] - https://www.bestcare-uk.com/a_superfood-benefits

| | | | |
|---|---|---|---|
| **Titel:** | Superfood Benefits | **von:** | Bestcare |
| **Webseite:** | bestcare-uk.com | | |

[s45] - https://nutritioncanheal.com/en/my-top-8-detoxing-foods/

| | | | |
|---|---|---|---|
| **Autor:** | Christina Economidou Pieridou | **Titel:** | MY TOP 8 DETOXING FOODS |
| **Webseite:** | nutritioncanheal.com | | |

[s46] - https://www.realsimple.com/health/nutrition-diet/algae-health-benefits

| | | | |
|---|---|---|---|
| **Autor:** | Laura Fisher | **Titel:** | 4 Types of Edible Algae With Superfood P otential |
| **von:** | Real Simple | **Erscheinungsdatum:** | August 24, 2023 |
| **Webseite:** | Real Simple | **Publisher:** | Dotdash Meredith |

[s47] - https://www.byrdie.com/chlorella-benefits

| | | | |
|---|---|---|---|
| **Autor:** | Dacy Knight | **Titel:** | 5 Benefits That Prove Chlorella Is the Ultimate Green Superfood |
| **von:** | Byrdie | **Erscheinungsdatum:** | November 27, 2021 |
| **Webseite:** | Byrdie | **Publisher:** | Dotdash Meredith |

[s48] - https://www.lifelinediag.eu/en/superfoods-we-encounter-this-term-more-and-more-often-what-does-it-mean-where-does-it-find-its-application/

| | | | |
|---|---|---|---|
| **Titel:** | Superfoods. We encounter this term more and more often. What does it mean? Where does it f ind its application? | **von:** | Lifelinediag |
| **Webseite:** | Lifelinediag | | |

[s49] - https://www.bbcgoodfood.com/health/nutrition/health-benefits-chlorella

| | | | |
|---|---|---|---|
| **Autor:** | Nicola Shubrook Registered nutritionist | **Titel:** | Top 5 health benefits of chlorella |
| **von:** | BBC Good Food | **Erscheinungsdatum:** | 2018-02-19 |
| **Webseite:** | BBC Good Food | **Publisher:** | Good Food |

[s50] - https://elemental.medium.com/are-mushrooms-really-a-miracle-food-56b7700bd9b1

| | | | |
|---|---|---|---|
| **Autor:** | Markham Heid | **Titel:** | Are Mushrooms Really a Miracle Food? |
| **von:** | Elemental | **Erscheinungsdatum:** | Mar 13, 2019 |
| **Webseite:** | Elemental | | |

[s51] - https://www.realsimple.com/functional-mushrooms-7488480

| | | | |
|---|---|---|---|
| **Autor:** | Christina Manian, RDN | **Titel:** | What Do Functional Mushrooms Do? Here Are 9 Types Worth Considering |
| **von:** | Real Simple | **Erscheinungsdatum:** | September 27, 2024 |
| **Webseite:** | Real Simple | | |

[s52] - https://elara.care/nutrition/medicicnal-mushrooms-and-female-hormones-what-you-need-to-know/

| | | | |
|---|---|---|---|
| **Autor:** | Jasveer Matharu | **Titel:** | Medicinal Mushrooms and Female Hormones: What you need to know |
| **von:** | Elara Care | **Erscheinungsdatum:** | Nov 25, 2023 |
| **Webseite:** | Elara Care | | |

[s53] - https://www.ncbi.nlm.nih.gov/books/NBK92757/

| | | | |
|---|---|---|---|
| **Autor:** | Iris F. F. Benzie, Sissi Wachtel-Galor, John Yuen, John A. Buswell | **Titel:** | Herbal Medicine: Biomolecular and Clinical Aspects |
| **von:** | National Library of Medicine, National Institutes of Health | **Erscheinungsdatum:** | 2011 |
| **Webseite:** | NCBI | **Publisher:** | CRC PressTaylor Francis |

**[s54]** - https://link.springer.com/article/10.1007/s00217-020-03646-1
**Autor:** Adrian Podkowa, Agata Kryczyk-Poprawa, Wlodzimierz Opoka, Bozena Muszynska **Titel:** Culinarymedicinal mushrooms: a review of organic compounds and bioelements with antioxidant activity
**von:** Springer **Erscheinungsdatum:** 27 November 2020
**Webseite:** SpringerLink **Publisher:** Springer

**[s55]** - https://nephcure.org/wp-content/uploads/2019/01/Natural-Medicine-Kidney-Disease.pdf
**Autor:** Dr. Jenna Henderson ND **Titel:** Natural Medicine and Kidney Disease
**von:** NephCure Kidney International **Webseite:** www.holistic-kidney.com

**[s56]** - https://geckomountainfarm.com/fact-sheets/
**Titel:** Microgreen Health Benefits **von:** Gecko Mountain Farm
**Webseite:** Gecko Mountain Farm

**[s57]** - https://www.herbs.news/
**Titel:** 5 Remarkable ways GARLIC can support your health, according to science **von:** Herbs News Features, LLC
**Erscheinungsdatum:** 12132024 **Webseite:** Herbs News

**[s58]** - https://healthbyqueengee.com/body-detox-with-green-smoothies/
**Autor:** Gillian **Titel:** Unveiling the Secrets of Body Detox With Green Smoothies
**von:** Health by Queen Gee **Erscheinungsdatum:** January 6, 2024
**Webseite:** healthbyqueengee.com

**[s59]** - https://wexnermedical.osu.edu/blog/juice-smoothie
**Autor:** Stephanie Urrutia, RD **Titel:** Juicing vs. smoothies: which is better for you?
**von:** The Ohio State University Wexner Medical Center **Erscheinungsdatum:** June 19, 2020
**Webseite:** Ohio State Wexner Medical Center

**[s60]** - https://www.healthysmoothiehq.com/detoxing-with-smoothies
**Autor:** Healthy Smoothie HQ **Titel:** Detoxing with Smoothies
**Erscheinungsdatum:** January 3, 2014 **Webseite:** Healthy Smoothie HQ

**[s61]** - https://www.eatingwell.com/article/291449/what-exactly-is-a-detox-smoothie/
**Autor:** Lisa Valente, M.S., RD **Titel:** What Exactly Is a Detox Smoothie?
**von:** EatingWell **Erscheinungsdatum:** January 11, 2019
**Webseite:** EatingWell

**[s62]** - https://living.life.edu/slice-of-life/dietary-detoxes-or-cleanses-healthy-or-harmful/
**Autor:** Kelsey Asher **Titel:** Dietary Detoxes or Cleanses: Healthy or Harmful?
**von:** Life University **Erscheinungsdatum:** 2024-12-04
**Webseite:** Living at Life University **Publisher:** Life University

**[s63]** - https://www.nirvahealth.com/blog/herbal-teas-for-digestive-health
**Autor:** Dr. Aswathy Krishnan **Titel:** The 7 Best Herbal Teas for Your Gut Health
**von:** Nirva Health **Erscheinungsdatum:** September 26, 2024
**Webseite:** Nirva Health

**[s64]** - https://www.thespruceeats.com/detox-teas-and-herbs-765272
**Autor:** Lindsey Goodwin **Titel:** How to Detox With Teas Herbal TeasTisanes
**von:** The Spruce Eats **Erscheinungsdatum:** 2023-02-07
**Webseite:** The Spruce Eats

**[s65]** - https://www.allrecipes.com/gallery/juice-cleanse-recipes/
**Autor:** Melanie Fincher **Titel:** 20+ Juice Cleanse Recipes
**von:** Allrecipes **Erscheinungsdatum:** December 9, 2020
**Webseite:** Allrecipes **Publisher:** Dotdash Meredith

**[s66]** - https://churchillsteas.com/products/lavender-and-sage-organic-herbal
**Titel:** Lavender Sage Herbal Blend **von:** Churchills Fine Teas
**Webseite:** Churchills Fine Teas

**[s67]** - https://www.goodnature.com/recipes/juice-cleanse-starter-recipe
**Autor:** Robin Frey **Titel:** Apple Lemon Ginger Juice Cleanse Starter Recipe
**von:** Goodnature **Erscheinungsdatum:** 2022-11-26
**Webseite:** Goodnature

**[s68]** - https://www.byrdie.com/detox-water-recipes
**Autor:** Lindsey Metrus **Titel:** 14 Detox Water Recipes to Boost Your Met abolism
**von:** Byrdie **Erscheinungsdatum:** February 14, 2022
**Webseite:** Byrdie

**[s69]** - https://www.quora.com/Does-drinking-cumin-water-or-lemon-honey-water-or-cinnamon-water-actually-help-in-losing-weight
**Titel:** Does drinking cumin water or lemon-honey water or cinnamon water actually help in losing weight? **von:** Quora
**Webseite:** Quora

**[s70]** - https://www.healthshots.com/healthy-eating/nutrition/5-ingredients-you-need-to-make-detox-water-at-home-to-burn-fat-real-fast/
**Autor:** Nikita Bhardwaj **Titel:** 5 ingredients you need to make detox water at home to burn fat real fast
**von:** Health Shots **Webseite:** Health Shots

**[s71]** - https://www.quora.com/How-do-I-make-detox-water
**Titel:** How do I make detox water? **von:** Quora
**Webseite:** Quora

**[s72]** - https://wallflowerkitchen.com/gut-healing-vegetable-broth-better-bone-broth/
**Autor:** Aimee **Titel:** Gut-Healing Vegan Broth (And Why Its Better Than Bone Broth)
**von:** Wallflower Kitchen **Erscheinungsdatum:** August 24, 2021
**Webseite:** Wallflower Kitchen

**[s73]** - https://savorysaver.com/2020/03/03/bielers-broth/
**Autor:** Jamie **Titel:** Make Bieler's Broth for Healing and Detoxifying
**von:** Savory Saver **Erscheinungsdatum:** March 3, 2020
**Webseite:** Savory Saver

**[s74]** - https://amychaplin.com/2017/02/05/gentle-lentils-basil-bombe-sauce/
**Autor:** Amy Chaplin **Titel:** Gentle Lentils + Basil Is the Bombe Sauce
**Erscheinungsdatum:** February 5, 2017 **Webseite:** amychaplin.com
**Publisher:** Ten Speed Press, an imprint of Penguin Random House LLC

**[s75]** - https://www.drbushee.com/purification-and-healthy-weight-management
**Autor:** Dr. Mark Bushe **Titel:** Purification and Healthy Weight Management
**von:** Universal Chiropractic Health **Webseite:** drbushee.com

**[s76]** - https://consensus.app/home/blog/can-a-detox-or-cleanse-help-your-liver/
**Autor:** Consensus AI **Titel:** Can a Detox or Cleanse Help Your Liver?
**von:** Consensus **Webseite:** Consensus

[s77] - https://www.cancercenter.com/community/blog/2015/03/detox-juice-cleanse
**Autor:** City of Hope
**Titel:** Are detoxes and juice cleanses beneficial for weight loss?
**von:** Cancer Treatment Centers of America
**Erscheinungsdatum:** March 12, 2015
**Webseite:** Cancer Center

[s78] - https://www.atkins.com/how-it-works/blog/atkins-can-be-your-low-carb-cleanse
**Autor:** Colette
**Titel:** Atkins Can Be Your Low Carb Cleanse. Plus, 12 cleansing low carb recipes
**von:** Atkins
**Erscheinungsdatum:** January 17, 2019
**Webseite:** Atkins

[s79] - https://wellandfull.com/2016/03/red-lentil-kitchari-an-ayurvedic-cleanse/
**Titel:** Red Lentil Kitchari | An Ayurvedic Cleanse
**von:** Well and Full
**Erscheinungsdatum:** March 31, 2016
**Webseite:** Well and Full

[s80] - https://www.orderorganicjuicebarn.com/
**von:** Order Organic Juice Barn
**Webseite:** orderorganicjuicebarn.com

[s81] - https://www.toasttab.com/local/order/vuis-juice-cafe-522-heather-place/r-2af93a6d-5d2b-47f0-92f2-2ec506536e22
**Titel:** Vuis Juice Cafe Berry Hill
**von:** Toast, Inc.
**Webseite:** Toast

[s82] - https://nihrecord.nih.gov/2017/05/05/liver-cancer-rise-aflatoxin-contributes-says-groopman
**Autor:** Rich McManus
**Titel:** Liver Cancer on Rise, Aflatoxin Contributes, Says Groopman
**von:** National Institutes of Health
**Erscheinungsdatum:** May 5, 2017
**Webseite:** NIH Record

[s83] - https://www.herbmedpharmacol.com/PDF/jhp-8-69.pdf
**Autor:** Reza Mehrandish, Aliasghar Rahimian, Alireza Shahriary
**Titel:** Heavy metals detoxification: A review of herbal compounds for chelation therapy in heavy metals toxicity
**von:** Baqiatallah University of Medical Sciences, Tehran University of Medical Sciences
**Erscheinungsdatum:** 2019-04
**Webseite:** Journal of Herbmed Pharmacology

[s84] - https://www.journee-mondiale.com/en/gentian-revelation-the-bitter-herb-thats-sweetening-5-key-areas-of-health/
**Autor:** John
**Titel:** Gentian revelation: The bitter herb that's sweetening 5 key areas of health
**von:** Journee-Mondiale
**Erscheinungsdatum:** 27102024
**Webseite:** Journee-Mondiale

[s85] - https://www.onlymyhealth.com/how-dandelion-can-be-best-for-your-liver-health-1713249404
**Autor:** Sambhav Kumar
**Titel:** Dandelion: How This Plant Can Be Best For Your Liver Health
**von:** OnlyMyHealth
**Erscheinungsdatum:** 2024-04-16
**Webseite:** OnlyMyHealth

[s86] - https://www.sonima.com/yoga/thyroid-yoga/
**Autor:** Fern Langham
**Titel:** A Yoga Sequence to Balance the Thyroid
**von:** Sonima
**Webseite:** Sonima

[s87] - https://vinyasayogaacademy.com/blog/ardha-matsyendrasana-for-healthy-liver/
**Titel:** Ardha Matsyendrasana for Healthy Liver
**von:** Vinyasa Yoga Academy
**Webseite:** Vinyasa Yoga Academy

[s88] - https://pubmed.ncbi.nlm.nih.gov/20564545/
**Autor:** Ludovico Abenavoli, Raffaele Capasso, Natasa Milic, Francesco Capasso
**Titel:** Milk thistle in liver diseases: past, present, future
**Erscheinungsdatum:** 2010-10
**Webseite:** PubMed
**Publisher:** John Wiley Sons, Ltd.

[s89] - https://nutratea.co.uk/blogs/alcohol-awareness-week-what-is-the-best-liver-cleanse-tea/
**Autor:** Alexandra Wrigley
**Titel:** Alcohol Awareness Week: What is the Best Liver Cleanse Tea?
**von:** NutraTea
**Erscheinungsdatum:** 16122024
**Webseite:** NutraTea

[s90] - https://www.ncbi.nlm.nih.gov/pmc/articles/PMC2491620/
**Autor:** Sude Eminzade, Fikriye Uras, Fikret V Izzettin
**Titel:** Silymarin protects liver against toxic effects of anti-tuberculosis drugs in experimental animals
**von:** Marmara University
**Erscheinungsdatum:** 2008 Jul 5
**Webseite:** NCBI
**Publisher:** BioMed Central Ltd.

[s91] - https://portlandclinicofnaturalhealth.com/milk-thistle-liver-kidneys/
**Autor:** Portland Clinic of Natural Health
**Titel:** Five Reasons Milk Thistle Benefits Your Liver and Kidneys
**Erscheinungsdatum:** March 7, 2023
**Webseite:** Portland Clinic of Natural Health

[s92] - https://www.gallipoliresearch.com.au/2022/11/16/do-you-need-a-liver-detox/
**Autor:** Professor Darrell Crawford
**Titel:** Do you need a liver detox?
**von:** GMRF (Greenslopes Medical Research Foundation)
**Erscheinungsdatum:** 2022-11-16
**Webseite:** Gallipoli Research

[s93] - https://reliancevitamin.com/product-details/226-health-specific-formulations-liver-support-detox/
**Titel:** Liver Support Detox
**von:** Reliance Private Label Supplements
**Webseite:** Reliance Vitamin

[s94] - https://naturalwomanhood.org/how-to-intentionally-promote-better-gut-health-after-getting-off-birth-control/
**Autor:** Mary Fagan
**Titel:** How to Intentionally Promote Better Gut Health After Getting Off Birth Control
**von:** Natural Womanhood
**Erscheinungsdatum:** September 3, 2021
**Webseite:** Natural Womanhood

[s95] - https://uknow.uky.edu/uk-healthcare/boost-your-brain-power-healthy-diet
**Autor:** Lauren Batey
**Titel:** Boost your brain: the power of a healthy diet
**von:** University of Kentucky
**Erscheinungsdatum:** 2024-08-05
**Webseite:** UKnow
**Publisher:** UK HealthCare

[s96] - https://www.cancercenter.com/community/blog/2024/08/gut-microbiome-and-cancer
**Autor:** Pankaj Vashi, MD, AFAG, FASPEN
**Titel:** Bad belly bacteria linked to increased cancer risk
**von:** City of Hope
**Erscheinungsdatum:** August 15, 2024
**Webseite:** Cancer Center

[s97] - https://www.healthpartners.com/blog/prebiotic-and-probiotic/
**Autor:** HealthPartners
**Titel:** Should you be "taking" a probiotic or a prebiotic for gut health? Here's what you need to know
**Erscheinungsdatum:** September 25, 2023
**Webseite:** HealthPartners

[s98] - https://nutritionfacts.org/topics/fiber/
**Titel:** Fiber
**von:** NutritionFacts.org
**Webseite:** NutritionFacts.org

**[s99]** - https://www.health.com/nutrition/how-to-fast-healthy-gut
**Autor:** Marnie Schwartz
**von:** Health
**Webseite:** Health.com
**Titel:** How To Fast for Gut Health
**Erscheinungsdatum:** August 25, 2023
**Publisher:** Dotdash Meredith

**[s100]** - https://omnibioticlife.com/blogs/blog/benefits-of-probiotics
**Autor:** Amanda Izquierdo
**von:** Omni-Biotic
**Webseite:** Omni-Biotic Life
**Titel:** 21 Health Benefits of Probiotics for Your Gut, Mind, More
**Erscheinungsdatum:** January 23, 2024

**[s101]** - https://www.nih.gov/news-events/nih-research-matters/probiotic-blocks-staph-bacteria-colonizing-people
**Autor:** Dr. Michael Otto
**von:** National Institutes of Health (NIH)
**Webseite:** NIH Research Matters
**Titel:** Probiotic blocks staph bacteria from colonizing people
**Erscheinungsdatum:** February 7, 2023
**Publisher:** U.S. Department of Health Human Services

**[s102]** - https://www.cancercenter.com/community/blog/2024/08/gut-microbiome-and-cancer
**Autor:** Pankaj Vashi, MD, AFAG, FASPEN
**von:** City of Hope
**Webseite:** Cancer Center
**Titel:** Bad belly bacteria linked to increased cancer risk
**Erscheinungsdatum:** August 15, 2024

**[s103]** - https://www.ualberta.ca/en/folio/2019/10/commentary--microbiome-research-needs-a-gut-check.html
**Autor:** Timothy Caulfield
**von:** University of Alberta
**Webseite:** University of Alberta
**Titel:** Microbiome research needs a gut check
**Erscheinungsdatum:** October 15, 2019
**Publisher:** The Globe and Mail

**[s104]** - https://www.health.com/condition/sexual-health/best-foods-for-vagina
**Autor:** Cynthia Sass, MPH, RD
**von:** Health
**Webseite:** Health
**Titel:** Best Foods for Vaginal Health
**Erscheinungsdatum:** April 14, 2024
**Publisher:** Dotdash Meredith

**[s105]** - https://dieteticallyspeaking.com/the-truth-about-greens-powders/
**Autor:** Sophie Gastman
**von:** Dietetically Speaking
**Webseite:** Dietetically Speaking
**Titel:** The Truth About Greens Powders
**Erscheinungsdatum:** 2023-04-27

**[s106]** - https://omnibioticlife.com/blogs/blog/can-you-take-fiber-and-probiotics-together
**Autor:** Sara Chatfield
**von:** Omni-Biotic
**Webseite:** Omni-Biotic Life
**Titel:** Fiber and Probiotics: Better Together?
**Erscheinungsdatum:** September 24, 2024

**[s107]** - https://microbiomelabs.com/home/
**von:** Microbiome Labs
**Webseite:** Microbiome Labs

**[s108]** - https://muih.edu/what-is-so-amazing-about-using-herbs-to-promote-gut-health/
**Autor:** Mary Berger
**von:** Maryland University of Integrative Health
**Webseite:** MUIH
**Titel:** What is So Amazing About Using Herbs to Promote Gut Health?
**Erscheinungsdatum:** August 28th, 2023

**[s109]** - https://saltcavenz.co.nz/assets/public/images/uploaded/1551934485/ruben-d-acosta-clinical-effects-of-colonic-cleansing-for-general-health-promotion-a-systematic-review-2009.pdf
**Autor:** Ruben D. Acosta, MD and Brooks D. Cash, MD, FACP, FACG, AGAF
**von:** American College of Gastroenterology
**Webseite:** The American Journal of Gastroenterology
**Titel:** Clinical Effects of Colonic Cleansing for General Health Promotion: A Systematic Review
**Erscheinungsdatum:** 1 September 2009
**Publisher:** Nature Publishing Group

**[s110]** - https://www.health.com/colon-cleanse-7724744
**Autor:** Francisco J. Rivera Rosario
**von:** Health
**Webseite:** Health
**Titel:** What Is a Colon Cleanse (Colonic)And Do You Need to Do One?
**Erscheinungsdatum:** September 3, 2023
**Publisher:** Dotdash Meredith

**[s111]** - https://lorraineslymphatics.com/
**Autor:** Lorraine Sanderson
**von:** Lymphatic USA
**Titel:** Manual Lymphatic Drainage (MLD)
**Webseite:** Lorraines Lymphatics

**[s112]** - https://www.wsh.nhs.uk/CMS-Documents/Patient-leaflets/Lymphoedema/6660-1-How-to-do-self-lymphatic-massage-on-your-head-and-neck.pdf
**Titel:** How to do self-lymphatic massage on your head and neck
**Erscheinungsdatum:** 81020
**von:** West Suffolk NHS Foundation Trust
**Webseite:** West Suffolk NHS

**[s113]** - https://spablack.com/lymphatic-drainage-massage/
**Titel:** The Ultimate Guide to Lymphatic Drainage Massage Benefits
**Webseite:** Spa Black
**von:** Spa Black

**[s114]** - https://bodhitreeyogaresort.com/wp-content/uploads/2022/04/menu-spa-bodhi-tree.pdf
**Titel:** Spa Services Menu
**Webseite:** Bodhi Tree Yoga Resort
**von:** Bodhi Tree Yoga Resort

**[s115]** - https://www.iahe.com/docs/articles/4-ways-to-keep-your-lymphatic-system-healthy.pdf
**Autor:** Ty Bollinger
**Webseite:** IAHE
**Titel:** 4 Ways to Keep Your Lymphatic System Healthy

**[s116]** - https://spablack.com/how-often-should-you-get-lymphatic-drainage-massage/
**Titel:** The Complete Guide to Lymphatic Drainage Massage Frequency
**Webseite:** Spa Black
**von:** Spa Black

**[s117]** - https://www.realsimple.com/beauty-fashion/skincare/lymphatic-drainage-massage
**Autor:** Kristin Corpuz
**von:** Real Simple
**Webseite:** Real Simple
**Titel:** How to Conduct a Spa-Like Facial Massage and Lymphatic Drainage at Home
**Erscheinungsdatum:** October 11, 2023

**[s118]** - https://www.nhs.uk/conditions/lymphoedema/treatment/
**Titel:** Treatment for Lymphoedema
**Erscheinungsdatum:** 29 March 2023
**von:** NHS
**Webseite:** NHS

**[s119]** - https://www.thepostpartummethod.com/blog/immune-stimulation-exercises
**Autor:** Kristy Ahale
**von:** The Postpartum Method
**Webseite:** The Postpartum Method
**Titel:** 3 simple exercises that stimulate the lymphatic system
**Erscheinungsdatum:** March 2023

**[s120]** - https://leapsandrebounds.com/blogs/news/how-rebounders-effect-your-lymphatic-system
**Autor:** info leapsandrebounds
**von:** Leaps and Rebounds
**Webseite:** leapsandrebounds.com
**Titel:** How Rebounders Effect your Lymphatic System
**Erscheinungsdatum:** Nov 7, 2022

**[s121]** - https://www.bauerfeind-group.com/fileadmin/user_upload/bf-germany_bf-international/_downloads/informationen-lymph-lipoedempatienten-EN.pdf
**Titel:** Information about treating lymphedema and lipedema **von:** Bauerfeind AG
**Webseite:** Bauerfeind Group

**[s122]** - https://drcindyjakubiec.com/10-simple-ways-to-keep-your-lymphatic-system-healthy/
**Autor:** Dr. Cindy Jakubiec **Titel:** 10 Simple Ways to Keep Your Lymphatic System Healthy
**von:** Anchored In Health **Erscheinungsdatum:** March 19, 2024
**Webseite:** drcindyjakubiec.com

**[s123]** - https://www.betterhealth.vic.gov.au/health/conditionsandtreatments/lymphatic-system
**Titel:** Lymphatic system **von:** Better Health Channel
**Erscheinungsdatum:** 1999-10-13 **Webseite:** Better Health Channel

**[s124]** - https://integrishealth.org/resources/on-your-health/2021/december/what-is-the-lymphatic-system-and-how-to-get-it-moving
**Titel:** What Is the Lymphatic System and How to Get it Moving **von:** INTEGRIS Health
**Erscheinungsdatum:** 16 December 2021 **Webseite:** integrishealth.org

**[s125]** - https://www.unitypoint.org/news-and-articles/how-your-lymphatic-system-works
**Titel:** How Your Lymphatic System Works **von:** UnityPoint Health
**Webseite:** UnityPoint Health

**[s126]** - https://schoolofba.com/detox-your-lymphatic-system/
**Titel:** Detox Your Lymphatic System **von:** School of Botanical Medical Aesthetics
**Erscheinungsdatum:** 2024 **Webseite:** School of BA

**[s127]** - https://med.virginia.edu/ginutrition/wp-content/uploads/sites/199/2015/11/McCray-may04.pdf
**Autor:** Stacey McCray RD, Nutrition Support Specialist Consultant, Carol Rees Parrish, R.D., MS, Series Editor **Titel:** When Chyle Leaks: Nutrition Management Options
**von:** University of Virginia Health System **Erscheinungsdatum:** May 2004
**Webseite:** University of Virginia Health System

**[s128]** - https://www.ericfavre.com/lifestyle/uk/home/detox/plants-for-detox/
**Autor:** damien **Titel:** What are the best plants for a detox program?
**von:** Eric Favre **Erscheinungsdatum:** 29 July 2021
**Webseite:** ericfavre.com

**[s129]** - https://artoflivingretreatcenter.org/blog/ayurvedic-detox-harrison/
**Titel:** Ayurvedic Detox: The Natural Way to Cleanse **von:** Art of Living Retreat Center
**Webseite:** Art of Living Retreat Center

**[s130]** - https://naturalterrain.com/spring-detoxification-part-2-the-dos-and-donts-of-a-detox-diet/
**Titel:** Spring Detoxification Part 2: The Do's and Don'ts of a Detox Diet **von:** Natural Terrain
**Webseite:** Natural Terrain

**[s131]** - https://frasertea.com/collections/detox-cleanse-tea
**Titel:** Detox Cleanse Tea **von:** Fraser Tea
**Webseite:** Fraser Tea

**[s132]** - https://www.cosmeticsurgeryzurich.ch/en/blog/time-for-a-spring-clean-a-comprehensive-guide-to-detox-for-body-and-mind/
**Autor:** Dr. med. Dr. Phil. Annemarie Nijboer, Dr. med. Michael Wolfgang Payne **Titel:** Time for A Spring Clean: A Comprehensive Guide to Detox for Body and Mind
**von:** Cosmetic Surgery Zurich **Erscheinungsdatum:** 20.03.2024
**Webseite:** Cosmetic Surgery Zurich

**[s133]** - https://www.academyhealingnutrition.uk/blog/how-to-detox-your-liver-and-be-ready-for-spring-with-traditional-chinese-medicine
**Autor:** Letha Hadady **Titel:** How To Detox your Liver and be Ready for Spring with Traditional Chinese Medicine
**von:** Academy of Healing Nutrition **Erscheinungsdatum:** 20 April 2021
**Webseite:** Academy Healing Nutrition

**[s134]** - https://elsonhaasmd.com/health/
**Autor:** Elson Haas MD **Titel:** Health
**von:** Elson Haas MD **Webseite:** elsonhaasmd.com

**[s135]** - https://www.rogelcancercenter.org/living-with-cancer/mind-body-side-effects/nutrition/detox-diets-and-cleansing-trends
**Autor:** Nancy Burke, R.D.; Danielle Karsies, M.S., R.D.; Melissa Shannon-Hagen, R.D., C.S.O. **Titel:** Detox Diets and Cleansing Trends
**von:** University of Michigan Rogel Cancer Center **Erscheinungsdatum:** Summer, 2015
**Webseite:** Rogel Cancer Center

**[s136]** - https://www.hdfcergo.com/blogs/health-insurance/simple-tips-to-detox-your-body-in-summer
**Titel:** Simple Tips to Detox Your Body in Summer **von:** HDFC ERGO General Insurance Company Limited
**Erscheinungsdatum:** Apr 26, 2022 **Webseite:** HDFC ERGO

**[s137]** - https://www.balancegarden.co.uk/blog/autumn-detox
**Autor:** Amy Huggins **Titel:** How to Boost Immunity with an Autumn Detox
**von:** Balance Garden **Erscheinungsdatum:** September 30, 2019
**Webseite:** balancegarden.co.uk

**[s138]** - https://srisrischoolofyoga.org/na/blog/embracing-change-yoga-practices-for-fall-season/
**Titel:** Embracing Change: Yoga Practices For Fall Season **von:** Sri Sri School of Yoga
**Webseite:** Sri Sri School of Yoga

**[s139]** - https://www.nirvahealth.com/blog/ayurvedic-panchakarma-detox-cleanse
**Autor:** Dr. Naveen Chandran **Titel:** Experience the Whiff of Panchakarma: Ayurvedic Detoxification Made Simple
**von:** Nirva Health **Erscheinungsdatum:** September 18, 2024
**Webseite:** Nirva Health

**[s140]** - https://elysiantherapy.ie/seasonal-detox-top-autumn-foods-for-cleansing-and-nourishing-your-body/
**Autor:** Jill Dempsey **Titel:** Seasonal Detox: Top Autumn Foods for Cleansing and Nourishing Your Body
**von:** Elysian Therapy **Erscheinungsdatum:** Oct 4, 2024
**Webseite:** Elysian Therapy

**[s141]** - https://www.getbalance.co.nz/kapha-3-15-day-detox
**Titel:** Kapha 3-15 Day Detox **von:** Get Balance
**Webseite:** getbalance.co.nz

**[s142]** - https://your-nutrition.com/morning-routine-according-to-anthony-william/
**Autor:** Ulrike Eder **Titel:** Morning Routine According to Anthony William
**von:** Your Nutrition Academy **Webseite:** Your Nutrition

**[s143]** - https://beautymixtress.com/blogs/news/unlock-the-benefits-of-stretching-a-comprehensive-guide-to-holistic-wellness
**Autor:** Beauty Mixtress **Titel:** Unlock the Benefits of Stretching: A Comprehensive Guide to Holistic Wellness
**von:** Beauty Mixtress **Erscheinungsdatum:** August 13, 2024
**Webseite:** beautymixtress.com

**[s144]** - https://wp.nyu.edu/yyh202/2024/10/28/en-benefits-ofapple-cider-vinegar-with-the-mother/
**Titel:** 2024's Top 5 Benefits of Apple Cider Vinegar with the Mother **von:** New York University
**Erscheinungsdatum:** 2024-10-28 **Webseite:** NYU

**[s145]** - https://www.herzindagi.com/diet-nutrition/clove-tea-benefits-prevents-cancer-toothache-gum-pain-sinus-congestion-helps-weight-loss-boosts-immunity-article-156442
**Autor:** Tanya Malik **Titel:** Clove Tea For Health: 11 Benefits Of Drinking Laung Tea Everyday
**von:** HerZindagi **Erscheinungsdatum:** 2023-09-09
**Webseite:** HerZindagi

**[s146]** - https://www.genesisperformancechiro.com/blog/2017/10/23/my-holistic-skincare-routine
**Autor:** Ryan Vermeesch **Titel:** My Holistic Skincare Routine
**von:** Genesis Performance Chiropractic **Erscheinungsdatum:** October 23, 2017
**Webseite:** Genesis Performance Chiropractic

**[s147]** - https://zoe.com/learn/intermittent-fasting-schedule?utm_source=google_pmax&utm_medium=&utm_campaign=20382344316&utm_adgroup=&utm_term=&utm_content=&gclid=Cj0KCQiAm4WsBhCiARIsAEJIEzV4_uW0bRpNscUdQvTpQd9SNdhg1vRrQzbE7svyn5Pyjw8oiBVCRQ4aAvYDEALw_wcB
**Autor:** Paul Jones **Titel:** What schedule can you follow for intermittent fasting?
**von:** ZOE Limited **Erscheinungsdatum:** 2024-04-23
**Webseite:** ZOE

**[s148]** - https://www.bouldermedicalcenter.com/intermittent-fasting-and-health/
**Autor:** Susan Puckett, PA **Titel:** The Facts on Intermittent Fasting and Health
**von:** Boulder Medical Center **Webseite:** Boulder Medical Center

**[s149]** - https://www.bbcgoodfood.com/health/special-diets/what-intermittent-fasting-diet
**Autor:** Sarah Lienard **Titel:** What is an intermittent fasting diet?
**von:** Good Food **Erscheinungsdatum:** 2024-12-02
**Webseite:** BBC Good Food **Publisher:** Good Food

**[s150]** - https://nutritionj.biomedcentral.com/articles/10.1186/s12937-022-00790-0
**Autor:** Paul J. Arciero, Karen M. Arciero, Michelle Poe, Alex E. Mohr, Stephen J. Ives, Autumn Arciero, Molly Boyce, Jin Zhang, Melissa Haas, Emma Valdez, Delaney Corbet, Kaitlyn Judd, Annika Smith, Olivia Furlong, Marley Wahler, Eric Gumpricht **Titel:** Intermittent fasting two days versus one day per week, matched for total energy intake and expenditure, increases weight loss in overweightobese men and women
**von:** Skidmore College **Erscheinungsdatum:** 2022-06-04
**Webseite:** Nutrition Journal **Publisher:** BMC

**[s151]** - https://soulfoodandroses.com/category/toxicity/
**Autor:** Mary Skillings **Titel:** Gentleness and Grace
**Erscheinungsdatum:** June 3, 2015 **Webseite:** Soul Food and Roses

**[s152]** - https://www.arhantayoga.org/blog/detox-yoga/
**Autor:** Kalyani Hauswirth Jain **Titel:** Detox Yoga
**von:** Arhanta Yoga Ashrams **Erscheinungsdatum:** September 16, 2024
**Webseite:** Arhanta Yoga

**[s153]** - https://www.badlandsyoga.com/notes-from-the-mat/benefits-revolved-twisted-rotated-yoga-pose
**Autor:** Christine Stump **Titel:** Feeling Twisted?
**von:** Badlands Yoga, LLC **Erscheinungsdatum:** October 17
**Webseite:** Badlands Yoga

**[s154]** - https://www.doyou.com/7-yoga-poses-to-help-your-body-detox/
**Autor:** Jess Rose **Titel:** 7 Yoga Poses to Help Your Body Detox
**von:** DoYou **Erscheinungsdatum:** June 29, 2022
**Webseite:** DoYou

**[s155]** - https://lighthouserecoveryinstitute.com/8-yoga-poses-for-addiction-recovery-to-try-today/
**Autor:** Corey Kessler **Titel:** 8 Yoga Poses for Addiction Recovery to Try Today
**von:** Lighthouse Recovery Institute **Erscheinungsdatum:** November 2, 2020
**Webseite:** Lighthouse Recovery Institute

**[s156]** - https://40aprons.com/yoga-detox-poses/
**Autor:** Kiki **Titel:** Yoga Detox 8 Easy Yoga Poses to Detox your Body
**von:** 40 Aprons **Erscheinungsdatum:** October 15, 2019
**Webseite:** 40 Aprons

**[s157]** - https://www.tampacolorectal.com/blog/10-yoga-poses-for-improving-your-colon-health
**Autor:** Admin **Titel:** 10 Yoga Poses For Improving Your Colon Health
**von:** Colorectal Clinic of Tampa Bay **Erscheinungsdatum:** September 4, 2024
**Webseite:** Tampa Colorectal

**[s158]** - https://www.yogajournal.com/poses/yoga-by-benefit/digestion/8-detoxifying-poses-to-boost-digestion-of-holiday-feasts/
**Autor:** Elise Joan **Titel:** 8 Detoxifying Poses to Boost Digestion of Holiday Feasts All That Seasonal Stress
**von:** Yoga Journal **Erscheinungsdatum:** Sep 2, 2021
**Webseite:** Yoga Journal **Publisher:** Outside

**[s159]** - https://www.mindhealth360.com/solution/mind-body-therapies/chi-gong/
**Titel:** Qigong **von:** MindHealth360
**Webseite:** MindHealth360

**[s160]** - https://www.dralamountain.org/qigong-seasons-spring-relates-wood-phase/
**Autor:** Ronald Davis **Titel:** Qigong for the Seasons: Spring Relates to the Wood Phase
**von:** Drala Mountain Center **Erscheinungsdatum:** January 20, 2015
**Webseite:** Drala Mountain Center

**[s161]** - http://www.thestudio.yoga/guided-qigong-water-fast
**Autor:** Master Hou **Titel:** Guided Qigong Water Fast
**von:** The Studio **Webseite:** The Studio Yoga

**[s162]** - https://www.ariaintegrative.com/2024/01/10/connection-between-traditional-chinese-medicine-detox/
**Autor:** Dr. Anastasia Stocker **Titel:** Connection Between Traditional Chinese Medicine Detox
**von:** Aria Integrative Health **Erscheinungsdatum:** 2024-01-10
**Webseite:** Aria Integrative Health

**[s163]** - https://bendacupuncture.com/qigong/
**Autor:** Steven Foster-Wexler, LAc
**Titel:** Qigong
**von:** Alpine Acupuncture, LLC
**Webseite:** Bend Acupuncture

**[s164]** https://medium.com/@sarah_77442/natural-remedies-for-clearing-anesthesia-from-your-body-after-surgery-a-holistic-approach-to-538af608a7f4
**Autor:** Sarah Elspeth
**Titel:** Natural Remedies for Clearing Anesthesia from Your Body After Surgery: A Holistic Approach to Recovery
**Erscheinungsdatum:** May 6, 2024
**Webseite:** Medium

**[s165]** - https://www.pureholisticdentist.com/mercury-detoxification/
**Autor:** Pure Holistic Dental
**Titel:** Mercury Detoxification: A Comprehensive Guide After Mercury Filling Removal
**Erscheinungsdatum:** Jun 3, 2023
**Webseite:** Pure Holistic Dentist

**[s166]** - https://kentuckysaltroom.com/far-infrared-sauna/
**Titel:** Far Infrared Sauna
**von:** Bluegrass Salt Room
**Webseite:** Kentucky Salt Room

**[s167]** - https://certifiedsaunas.com/the-matt-justice-sauna-detox-protocol-a-journey-to-enhanced-health-and-wellness/
**Autor:** Matt Justice
**Titel:** The Matt Justice Sauna Detox Protocol: A Journey to Enhanced Health and Wellness
**von:** Certified Saunas
**Webseite:** CertifiedSaunas.com

**[s168]** - https://portablesaunas.com/matt-justice-infrared-sauna-detox-protocol/
**Autor:** Matt Justice
**Titel:** Basic Overview Of the Matt Justice Sauna Detox Protocol
**von:** Portable Saunas
**Webseite:** PortableSaunas.com

**[s169]** - https://www.shape.com/do-infrared-saunas-help-you-detox-8348626
**Autor:** Sarah Garone, NDTR, CNC
**Titel:** Do Infrared Saunas Actually Help You Detox?
**von:** Shape
**Erscheinungsdatum:** October 18, 2023
**Webseite:** Shape

**[s170]** - https://infraredsaunaexpert.com/sauna-tips/the-matt-justice-sauna-detox-protocol/
**Autor:** Matt Justice
**Titel:** Transform Your Health with the Matt Justice Sauna Detox Protocol
**von:** Infrared Sauna Expert
**Erscheinungsdatum:** June 13, 2024
**Webseite:** Infrared Sauna Expert

**[s171]** - https://www.internapure.com/top-benefits-of-colon-hydrotherapy-for-improved-digestion
**Titel:** Top Benefits of Colon Hydrotherapy for Improved Digestion
**von:** InternaPure Holistic Health Center
**Webseite:** InternaPure

**[s172]** - https://www.natniddam.com/podcast/tag/Aging
**Autor:** Lorenz Ralph Gao
**Titel:** Posts tagged Aging
**von:** Nat Niddam
**Webseite:** natniddam.com

**[s173]** - https://www.healingmasterscoaching.com/blog/intro-to-drainage-first-step-to-detox
**Autor:** Sarah Southerton
**Titel:** A Simple Intro To Drainage Pathways: The First Step In Detox
**von:** Healing Masters LLC
**Erscheinungsdatum:** Mar 22
**Webseite:** Healing Masters Coaching

**[s174]** - https://inspirewellnessnew.com/iv-therapy/iv-menu/
**Titel:** IV Therapy Menu
**von:** Inspire Wellness
**Webseite:** inspirewellnessnew.com

**[s175]** - https://www.poppi.bio/iv-infusions-poppi-wellness
**Titel:** IV Infusions
**von:** Poppi Wellness
**Webseite:** poppi.bio

**[s176]** - https://intentionalwellnessinc.com/detox/how-to-support-natural-detoxification-pathways
**Titel:** How to Support Natural Detoxification Pathways
**von:** Intentional Wellness, Inc.
**Webseite:** intentionalwellnessinc.com

**[s177]** - https://www.yostwellnesscenter.com/blog-posts/path-to-wellness
**Titel:** Path To Wellness
**von:** Yost Wellness Center
**Erscheinungsdatum:** 2020-11-10
**Webseite:** Yost Wellness Center

**[s178]** - https://thebeautyclinic.com.au/best-functional-medicine-tests-for-healthy-adults-in-their-40s/
**Titel:** Best Functional Medicine Tests for Healthy Adults in Their 40s
**von:** The Beauty Clinic
**Erscheinungsdatum:** 2024-10-14
**Webseite:** The Beauty Clinic

**[s179]** - https://zuzasway.com/category/adult-cancer/
**Titel:** Photobiomodulation Integrative Cancer Care
**von:** Zuzas Way
**Webseite:** zuzasway.com

**[s180]** - https://spinephysiciansinstitute.com/nonsurgical_care/t360.html
**Titel:** What is Theralight 360 and how is it used for back pain and neck pain?
**von:** Spine Physicians Institute
**Webseite:** Spine Physicians Institute

**[s181]** - https://www.princetonih.com/energy
**Titel:** The Energy Lab
**von:** Princeton Integrative Health
**Webseite:** Princeton Integrative Health

**[s182]** - https://www.chiroclinichk.com/special-programs/cold-laser.html
**Titel:** Cold Laser Therapy
**von:** ChiroclinicHK
**Webseite:** ChiroclinicHK

**[s183]** - https://pubmed.ncbi.nlm.nih.gov/1749210/
**Autor:** D M Grant
**Titel:** Detoxification pathways in the liver
**von:** Hospital for Sick Children
**Erscheinungsdatum:** 1991
**Webseite:** PubMed
**Publisher:** J Inherit Metab Dis

**[s184]** - https://bscb.org/learning-resources/softcell-e-learning/endoplasmic-reticulum-rough-and-smooth/
**Autor:** British Society for Cell Biology
**Titel:** Endoplasmic Reticulum (Rough and Smooth)
**Webseite:** British Society for Cell Biology

**[s185]** - https://pubmed.ncbi.nlm.nih.gov/34251644/
**Autor:** Guoyao Wu, Cynthia J Meininger, Catherine J McNeal, Fuller W Bazer, J Marc Rhoads
**Titel:** Role of L-Arginine in Nitric Oxide Synthesis and Health in Humans
**von:** Texas AM University, Baylor Scott White Health, University of Texas Health Science Center at Houston
**Erscheinungsdatum:** 2021
**Webseite:** PubMed
**Publisher:** Springer Nature Switzerland AG

[s186] - https://www.ncbi.nlm.nih.gov/pmc/articles/PMC10295655/
**Autor:** Corinne Cassier-Chauvat, Fanny Marceau, Sandrine Farci, Soufian Ouchane, Franck Chauvat **Titel:** The Glutathione System: A Journey from Cyanobacteria to Higher Eukaryotes
**von:** Universit Paris-Saclay, CEA, CNRS, Institute for Integrative Biology of the Cell (I2BC) **Erscheinungsdatum:** 2023 May 31
**Webseite:** NCBI **Publisher:** MDPI, Basel, Switzerland

[s187] - https://microbialcellfactories.biomedcentral.com/articles/10.1186/s12934-022-01880-8
**Autor:** Jyumpei Kobayashi, Daisuke Sasaki, Kiyotaka Y. Hara, Tomohisa Hasunuma, Akihiko Kondo **Titel:** Metabolic engineering of the l-serine biosynthetic pathway improves glutathione production in Saccharomyces cerevisiae
**Erscheinungsdatum:** 2022-08-06 **Webseite:** Microbial Cell Factories
**Publisher:** BMC

[s188] - https://pubmed.ncbi.nlm.nih.gov/27449129/
**Autor:** Ewa Kilanczyk, Sujata Saraswat Ohri, Scott R Whittemore, Michal Hetman **Titel:** Antioxidant Protection of NADPH-Depleted Oligodendrocyte Precursor Cells Is Dependent on Supply of Reduced Glutathione
**von:** Kentucky Spinal Cord Injury Research Center, University of Louisville **Erscheinungsdatum:** 2016 07 21
**Webseite:** pubmed.ncbi.nlm.nih.gov **Publisher:** ASN Neuro

[s189] - https://www.nature.com/articles/s41467-020-20223-y
**Autor:** Mylne Tajan, Marc Hennequart, Eric C. Cheung, Fabio Zani, Andreas K. Hock, Nathalie Legrave, Oliver D. K. Maddocks, Rachel A. Ridgway, Dimitris Athineos, Alejandro Surez-Bonnet, Robert L. Ludwig, Laura Novellasdemunt, Nikolaos Angelis, Vivian S. W. Li, Georgios Vlachogiannis, Nicola Valeri, Nello Mainolfi, Vipin Suri, Adam Friedman, Mark Manfredi, Karen Blyth, Owen J. Sansom, Karen H. Vousden **Titel:** Serine synthesis pathway inhibition cooperates with dietary serine and glycine limitation for cancer therapy
**von:** Nature Communications **Erscheinungsdatum:** 14 January 2021
**Webseite:** Nature

[s190] - https://www.gdx.net/core/support-guides/methylation-support-guide.pdf
**Titel:** Methylation Support Guide **von:** Genova Diagnostics
**Webseite:** GDX

[s191] - https://medlineplus.gov/lab-tests/mthfr-mutation-test/
**Titel:** MTHFR Mutation Test **von:** U.S. Department of Health and Human Services
**Webseite:** MedlinePlus **Publisher:** National Library of Medicine

[s192] - https://me-pedia.org/wiki/Methylation_cycle_hypothesis
**Autor:** Rich Van Konynenburg, Dr. Amy Yasko **Titel:** Methylation cycle hypothesis
**von:** MEpedia **Webseite:** MEpedia

[s193] - https://lpi.oregonstate.edu/mic/vitamins/vitamin-C
**Titel:** Vitamin C **von:** Oregon State University
**Webseite:** Linus Pauling Institute

[s194] - https://link.springer.com/article/10.1007/s13311-017-0593-0
**Autor:** Jin Gao, Catherine M. Cahill, Xudong Huang, Joshua L. Roffman, Stefania Lamon-Fava, Maurizio Fava, David Mischoulon, Jack T. Rogers **Titel:** S-Adenosyl Methionine and Transmethylation Pathways in Neuropsychiatric Diseases Throughout Life
**von:** Springer **Erscheinungsdatum:** 16 January 2018
**Webseite:** SpringerLink **Publisher:** Springer

[s195] - https://americanherbalistsguild.com/sites/default/files/Proceedings/light_phyllis-_the_methylation_cycle_and_mental_health.pdf
**Autor:** Phyllis D. Light, MA **Titel:** The Methylation Cycle and Mental Health
**Webseite:** American Herbalists Guild

[s196] - https://systemicformulas.com/optimizing-methylation-why-it-matters-for-detox-and-brain-health/
**Autor:** Bonnie Rivas **Titel:** Optimizing Methylation: Why it Matters for Detox and Brain Health
**von:** Systemic Formulas **Erscheinungsdatum:** November 12, 2024
**Webseite:** Systemic Formulas

[s197] - https://www.ncbi.nlm.nih.gov/books/NBK507807/
**Autor:** Erin Hopkins; Terrence Sanvictores; Sandeep Sharma **Titel:** Physiology, Acid Base Balance
**von:** StatPearls Publishing **Erscheinungsdatum:** 2024 Jan
**Webseite:** NCBI Bookshelf **Publisher:** StatPearls Publishing

[s198] - https://open.oregonstate.education/aandp/chapter/26-4-acid-base-balance/
**Autor:** Lindsay M. Biga, Staci Bronson, Sierra Dawson, Amy Harwell, Robin Hopkins, Joel Kaufmann, Mike LeMaster, Philip Matern, Katie Morrison-Graham, Kristen Oja, Devon Quick, Jon Runyeon **Titel:** 26.4 Acid-Base Balance
**von:** Oregon State University **Erscheinungsdatum:** 2019
**Webseite:** Open Oregon State **Publisher:** OpenStax

[s199] - https://bmcresnotes.biomedcentral.com/articles/10.1186/1756-0500-3-180
**Autor:** Richard O Day, Winston Liauw, Lynette MR Tozer, Patrick McElduff, Russell J Beckett, Kenneth M Williams **Titel:** A double-blind, placebo-controlled study of the short term effects of a spring water supplemented with magnesium bicarbonate on acidbase balance, bone metabolism and cardiovascular risk factors in postmenopausal women
**Erscheinungsdatum:** 28 June 2010 **Webseite:** BMC Research Notes
**Publisher:** BMC

[s200] - https://medlineplus.gov/fluidandelectrolytebalance.html
**Titel:** Fluid and Electrolyte Balance **von:** National Library of Medicine
**Webseite:** MedlinePlus

[s201] - https://www.slideshare.net/slideshow/acid-base-balance-12153101/12153101
**Autor:** Amith Sreedharan **Titel:** Acid Base Balance
**Erscheinungsdatum:** 2012-03-25 **Webseite:** SlideShare

[s202] - https://courses.lumenlearning.com/suny-ap2/chapter/disorders-of-acid-base-balance/
**Titel:** Disorders of Acid-Base Balance **von:** Lumen Learning
**Webseite:** Lumen Learning

[s203] - https://medlineplus.gov/lab-tests/arterial-blood-gas-abg-test/
**Titel:** Arterial Blood Gas (ABG) Test **von:** National Library of Medicine
**Erscheinungsdatum:** September 28, 2022 **Webseite:** MedlinePlus
**Publisher:** U.S. Department of Health and Human Services

[s204] - https://consensus.app/questions/address-concerns-heavy-metal-toxicity/
**Titel:** How can I address concerns about heavy metal toxicity? **von:** Consensus
**Webseite:** Consensus

[s205] - https://www.ncbi.nlm.nih.gov/books/NBK565883/
**Autor:** Tom George; Mark F. Brady **Titel:** Ethylenediaminetetraacetic Acid (EDTA)
**von:** StatPearls Publishing **Erscheinungsdatum:** 2024 Jan-
**Webseite:** NCBI Bookshelf **Publisher:** National Library of Medicine, National Institutes of Health

[s206] - http://www.publichealth.lacounty.gov/EH/safety/chelation-therapy.htm
**Titel:** Chelation Therapy **von:** Los Angeles County Department of Public Health
**Webseite:** Los Angeles County Department of Public Health

[s207] - https://herbmedpharmacol.com/Article/jhp-9359
**Autor:** Reza Mehrandish, Aliasghar Rahimian, Alireza Shahriary **Titel:** Heavy metals detoxification: A review of herbal compounds for chelation therapy in heavy metals toxicity
**von:** Baqiatallah University of Medical Sciences, Tehran University of Medical Sciences **Erscheinungsdatum:** 25 Feb 2019
**Webseite:** Herbmed Pharmacology **Publisher:** J Herbmed Pharmacol

[s208] - https://www.herbmedpharmacol.com/PDF/jhp-8-69.pdf
**Autor:** Reza Mehrandish, Aliasghar Rahimian, Alireza Shahriary **Titel:** Heavy metals detoxification: A review of herbal compounds for chelation therapy in heavy metals toxicity
**von:** Baqiatallah University of Medical Sciences, Tehran University of Medical Sciences **Erscheinungsdatum:** 2019-04
**Webseite:** Journal of Herbmed Pharmacology

[s209] - https://www.drtamarabrowne.ca/chelation-circulatory-support-and-heavy-metal-detoxification/
**Autor:** Dr. Tamara Browne **Titel:** Chelation: Circulatory Support and Heavy Metal Detoxification
**Erscheinungsdatum:** 2021-10-14 **Webseite:** drtamara browne

[s210] https://www.ohsu.edu/sites/default/files/2019-06/WY%2010%20Functionalized-Nanoporous-Silica-for-the-Removal-of-Heavy-Metals-from-Biological-System-PDF.pdf
**Autor:** Wassana Yantasee, Ryan D. Rutledge, Wilaiwan Chouyyok, Vichaya Sukwarotwat, Galya Orr, Cynthia L. Warner, Marvin G. Warner, Glen E. Fryxell, Robert J. Wiacek, Charles Timchalk, R. Shane Addleman **Titel:** Functionalized Nanoporous Silica for the Removal of Heavy Metals from Biological Systems: Adsorption and Application
**von:** OHSU School of Medicine, Pacific Northwest National Laboratory **Erscheinungsdatum:** 2010-10-12
**Webseite:** OHSU **Publisher:** American Chemical Society

[s211] - https://citrisafe.com/the-use-of-mycotoxin-binders-in-detoxification/
**Autor:** Cesar Collado **Titel:** The Use of Mycotoxin Binders in Detoxification
**von:** CitriSafe **Erscheinungsdatum:** October 25, 2019
**Webseite:** CitriSafe

[s212] - https://www.anitawangmd.com/detox-cleanse/
**Autor:** Anita Wang, MD **Titel:** How to Detox Your Body Naturally
**von:** Anita Wang, MD **Erscheinungsdatum:** January 20, 2021
**Webseite:** anitawangmd.com

[s213] - https://www.rebelrootsnutrition.com/blog/detox-during-pregnancy
**Autor:** Carla Abate **Titel:** Naturally Detoxing your body during pregnancy or Lactation
**von:** Rebel Roots Nutrition **Erscheinungsdatum:** Dec 13
**Webseite:** Rebel Roots Nutrition

[s214] - https://www.lybrate.com/topic/8-foods-that-remove-toxins-from-your-body/f89d98ffbb773722ce2ab1714303ef6e
**Autor:** Dt. Lokendra Tomar **Titel:** 8 Foods That Remove Toxins From Your Body!
**von:** Lybrate **Erscheinungsdatum:** Mar 15, 2024
**Webseite:** Lybrate

[s215] - https://link.springer.com/article/10.1007/s11101-024-09927-x
**Autor:** Harshika Mahaveerchand, Abdul Ajees Abdul Salam **Titel:** Environmental, industrial, and health benefits of Moringa oleifera
**Erscheinungsdatum:** 18 March 2024 **Webseite:** SpringerLink
**Publisher:** Phytochemistry Reviews

[s216] - https://www.up-to-us.veolia.com/en/stop-pollution/plants-garden-soil-decontaminate-pollution
**Autor:** Frdric Pitre **Titel:** Four plants that decontaminate your garden soil
**von:** Veolia **Webseite:** up-to-us.veolia.com

[s217] - https://www.doctorsunshine.net/blog/spring-cleanse
**Autor:** Doctor Sunshine **Titel:** Cleansing for a full mind and body detox
**von:** Doctor Sunshine **Erscheinungsdatum:** Feb 14
**Webseite:** doctorsunshine.net

[s218] - https://www.choicechiropracticboulder.com/nutritional-detoxification/
**Titel:** Nutritional Detoxification in Boulder CO **von:** Choice Chiropractic Wellness Center
**Webseite:** Choice Chiropractic Wellness Center

[s219] - https://www.nmrnj.com/wp-content/uploads/2020/04/Detox-Immunity-Strategies-BWNICE-4-9-20-1.pdf
**Autor:** Dr. Claudia Tamas, PT, DPT **Titel:** Detoxification: Safely Detox your Body and Home to enhance your Health
**von:** NMRNJ **Webseite:** NMRNJ

[s220] - https://www.greenamerica.org/your-home-detoxed/home-detox-guide
**Autor:** Eleanor Greene **Titel:** The Room-by-Room Home Detox Guide
**von:** Green America **Webseite:** Green America

[s221] - https://goldenroadmedicine.com/what-is-detoxing-benefits/
**Autor:** Dr. Courtney King **Titel:** What is Detoxing And What's The Deal With Cleanses?
**von:** Golden Road Medicine **Webseite:** goldenroadmedicine.com

[s222] - https://www.onlymyhealth.com/how-to-do-pollution-detox-to-cleanse-your-body-and-boost-immunity-1730121244
**Autor:** Sushmita Sharma **Titel:** Pollution Detox: Heres How You Can Cleanse Your Body and Boost Immunity
**von:** OnlyMyHealth **Erscheinungsdatum:** 2024-10-28
**Webseite:** OnlyMyHealth **Publisher:** MMI Online Ltd

# Bild-Quellen

## Informationen zu allen folgenden Bildern

Keines der Bilder wurden verändert, nur die Auflösung wurde angepasst.
Alle Bilder haben weiterhin die ursprängliche Lizenz.
Trotz sorgfältiger Prüfung kann die Richtigkeit und die Zuordnung der Bilder nicht garantiert werden.
Alle verwendeten Bilder wurden gemäß ihrer jeweiligen Lizenzbestimmungen verwendet.
Bei der eBook Version wurden die Bilder zu nummerierten Collagen zusammengestellt.
Alle Bilder wurden final abgerufen und geprüft am 2025-01-02.

## Verwendete Lizenzen

| | |
|---|---|
| CC BY 4.0 | https://creativecommons.org/licenses/by/4.0 |
| CC0 | http://creativecommons.org/publicdomain/zero/1.0/deed.en |
| CC BY 2.0 | https://creativecommons.org/licenses/by/2.0 |
| CC BY 3.0 | https://creativecommons.org/licenses/by/3.0 |

## Bildnachweise

[i1] - 001_001_001_image_mariendistel.jpeg
https://upload.wikimedia.org/wikipedia/commons/3/39/Silybum_marianum_Gaertn._JdP.jpg
**Date:** 2010-10-17 **von:** Jebulon
**License:** Public domain

---

[i2] - 001_001_001_image_rosmarin.jpeg
https://upload.wikimedia.org/wikipedia/commons/3/3d/Rosmarinus_officinalis_in_Vieussan.jpg
**Date:** 2021-03-26 **von:** Christian Ferrer
**License:** CC BY 4.0 (https:creativecommons.orglicensesby4.0)

---

[i3] - 001_001_001_image_thymian.jpeg
https://upload.wikimedia.org/wikipedia/commons/e/ea/Thyme-Bundle.jpg
**Date:** 2011-09-28 **von:** Evan-Amos
**License:** CC0 (http:creativecommons.orgpublicdomainzero1.0deed.en)

---

[i4] - 001_001_003_image_zitrusfruechte.jpeg
https://upload.wikimedia.org/wikipedia/commons/e/e0/Citrus_fruits.jpg
**Date:** 2005-01-15 **von:** MarkSweep
**Künstler:** Scott Bauer, USDA **License:** Public domain

---

[i5] - 001_002_001_image_kaolin.jpeg
https://upload.wikimedia.org/wikipedia/commons/4/40/Kaolinite_from_Twiggs_County_in_Georgia_in_USA.jpg
**Date:** 2017-02-05 **von:** GeoWriter
**Künstler:** https:www.flickr.compeoplejsjgeology?rb1 **License:** CC BY 2.0 (https:creativecommons.orglicensesby2.0)

---

[i6] - 001_002_001_image_malvenwurzel.jpeg
https://upload.wikimedia.org/wikipedia/commons/7/76/Althaea_officinalis_plant.jpg
**Date:** 2019-08-21 **von:** Ata
**License:** CC0 (http:creativecommons.orgpublicdomainzero1.0deed.en)

---

[i7] - 001_003_001_image_meditation.jpeg
https://upload.wikimedia.org/wikipedia/commons/0/00/Meditation_Focus_Point.jpg
**Date:** 2024-12-12 **von:** Bondigoldwiki
**License:** CC0 (http:creativecommons.orgpublicdomainzero1.0deed.en)

---

[i8] - 001_003_001_image_lichtvisualisierung.jpeg
https://upload.wikimedia.org/wikipedia/commons/e/e9/Meditation_%2815756503205%29.jpg
**Date:** 2014-11-08 **von:** Wilfredor
**Künstler:** Moyan Brenn **License:** CC BY 2.0 (https:creativecommons.orglicensesby2.0)

---

[i9] - 001_003_002_image_parking_lot_system.jpeg
https://upload.wikimedia.org/wikipedia/commons/c/cc/Disneyland_parking_lot%2C_circa_1960.jpg
**Date:** 1960-01-01 **von:** Flickr upload bot
**Künstler:** Orange County Archives **License:** CC BY 2.0 (https:creativecommons.orglicensesby2.0)

**[i10]** - 001_003_003_image_palo_santo.jpeg
https://upload.wikimedia.org/wikipedia/commons/5/5e/Guajakfa_001.jpg
**Date:** 2012-02-10 **von:** Villanueva
**License:** Public domain

**[i11]** - 001_003_003_image_qi_gong.jpeg
https://upload.wikimedia.org/wikipedia/commons/5/51/Baduanjin_qigong_edit1.jpg
**Date:** 2007-09-21 **von:** Steven Walling
**Künstler:** Gueyang Shanren **License:** Public domain

**[i12]** - 002_001_001_image_chlorophyll.jpeg
https://upload.wikimedia.org/wikipedia/commons/9/92/Chlorophyll-a-3D-vdW.png
**Date:** 2006-08-16 **von:** Benjah-bmm27
**License:** Public domain

**[i13]** - 002_001_002_image_lions_mane.jpeg
https://upload.wikimedia.org/wikipedia/commons/d/df/Hericium_erinaceus_116231078.jpg
**Date:** 2021-03-16 **von:** Rudolphous
**Künstler:** rappman **License:** CC BY 4.0 (https:creativecommons.orglicensesby4.0)

**[i14]** - 002_001_002_image_maitake.jpeg
https://upload.wikimedia.org/wikipedia/commons/5/50/Grifola_frondosa_2014_G1.jpg
**Date:** 2014-10-05 **von:** George Chernilevsky
**License:** Public domain

**[i15]** - 002_001_003_image_mikrogruen.jpeg
https://upload.wikimedia.org/wikipedia/commons/6/67/Liping_Kou_observes_microgreens.jpg
**Date:** 2021-10-19 **von:** Tengwar
**Künstler:** Peggy Greb **License:** Public domain

**[i16]** - 002_001_003_image_radieschenmikrogruen.jpeg
https://upload.wikimedia.org/wikipedia/commons/4/4f/11_microgreens.jpg
**Date:** 2011-02-11 **von:** El Mono Espaol
**Künstler:** Stacy Spensley **License:** CC BY 2.0 (https:creativecommons.orglicensesby2.0)

**[i17]** - 002_002_001_image_limetten.jpeg
https://upload.wikimedia.org/wikipedia/commons/6/68/Lime-Whole-Split.jpg
**Date:** 2011-10-13 **von:** Evan-Amos
**License:** CC0 (http:creativecommons.orgpublicdomainzero1.0deed.en)

**[i18]** - 002_002_001_image_wassermelone.jpeg
https://upload.wikimedia.org/wikipedia/commons/0/0b/Watermelon_yellow_2024_G1.jpg
**Date:** 2024-08-25 **von:** George Chernilevsky
**License:** CC BY 4.0 (https:creativecommons.orglicensesby4.0)

**[i19]** - 002_002_001_image_ingwer.jpeg
https://upload.wikimedia.org/wikipedia/commons/1/18/Koeh-146-no_text.jpg
**Date:** 1883 **von:** RaboKarbakian
**Künstler:** Franz Eugen Khler, Khlers Medizinal-Pflanzen **License:** Public domain

**[i20]** - 002_002_001_image_gruenkohl.jpeg
https://upload.wikimedia.org/wikipedia/commons/7/72/20231109_ornamental_kale_Rady_Europy_Square_Katowice_02.jpg
**Date:** 2023-11-09 **von:** Abraham
**License:** CC BY 4.0 (https:creativecommons.orglicensesby4.0)

**[i21]** - 002_002_001_image_oxalat.jpeg
https://upload.wikimedia.org/wikipedia/commons/4/4a/Histopathology_of_a_breast_cyst_with_calcium_oxalate_crystals.jpg
**Date:** 2023-11-10 **von:** Mikael Hggstrm
**License:** CC0 (http:creativecommons.orgpublicdomainzero1.0deed.en)

**[i22]** - 002_002_001_image_antioxidantienreiche_beeren.jpeg
https://upload.wikimedia.org/wikipedia/commons/4/45/Alaska_wild_berries.jpg
**Date:** 2005-12-11 **von:** Neutrality
**Künstler:** U.S. Fish and Wildlife Service **License:** Public domain

**[i23]** - 002_002_002_image_ingwerzimttee.jpeg
https://upload.wikimedia.org/wikipedia/commons/0/03/Zingiber_Ginger_Coconut_Rooibos_-_Teavana_tisane.jpg
**Date:** 2010-10-26 **von:** File Upload Bot (Magnus Manske)
**Künstler:** A Girl With Tea **License:** CC BY 2.0 (https:creativecommons.orglicensesby2.0)

**[i24]** - 002_002_002_image_zitronengras.jpeg
https://upload.wikimedia.org/wikipedia/commons/b/b6/Tanglad_%28lemongrass%2C_Cymbopogon_citratus%29_-_Philippines.jpg
**Date:** 2021-07-06 **von:** Obsidian Soul
**License:** CC0 (http:creativecommons.orgpublicdomainzero1.0deed.en)

**[i25]** - 002_002_002_image_oolong.jpeg
https://upload.wikimedia.org/wikipedia/commons/9/95/Dung-ti-oolong-kanne-gross.jpg
**Date:** 2013-05-22 **von:** Soultea
**Künstler:** soultea.de **License:** CC BY 3.0 (https:creativecommons.orglicensesby3.0)

**[i26]** - 002_002_003_image_honig.jpeg
https://upload.wikimedia.org/wikipedia/commons/c/cc/Runny_hunny.jpg
**Date:** unbekannt **von:** 17Drew~commonswiki
**Künstler:** Scott Bauer, USDA ARS **License:** Public domain

**[i27]** - 002_002_003_image_cayennepfeffer.jpeg
https://upload.wikimedia.org/wikipedia/commons/e/e7/Souk_Al_Milh%2C_Sana%2C_Yemen_%284324865585%29.jpg
**Date:** 2010-01-29 **von:** File Upload Bot (Magnus Manske)
**Künstler:** yeowatzup **License:** CC BY 2.0 (https:creativecommons.orglicensesby2.0)

**[i28]** - 002_003_001_image_kombualge.jpeg
https://upload.wikimedia.org/wikipedia/commons/1/1f/Suki_kombu_-_Japan_-_may_24_2020.jpeg
**Date:** 2020-05-24 **von:** Nesnad
**License:** CC BY 4.0 (https:creativecommons.orglicensesby4.0)

**[i29]** - 002_003_002_image_kreuzbluetler.jpeg
https://upload.wikimedia.org/wikipedia/commons/7/73/Barbarea_vulgaris1.jpg
**Date:** 2006-05-14 **von:** MPF
**License:** Public domain

**[i30]** - 002_003_003_image_kichererbsen.jpeg
https://upload.wikimedia.org/wikipedia/commons/3/3d/Chickpea.jpg
**Date:** 2005-04-16 **von:** Webkid~commonswiki
**License:** Public domain

**[i31]** - 003_001_001_image_enzian.jpeg
https://upload.wikimedia.org/wikipedia/commons/a/a0/Gentiana_newberryi_Sierra_gentians.jpg
**Date:** Taken **von:** Dcrjsr
**Künstler:** Jane Richardson **License:** CC BY 3.0 (https:creativecommons.orglicensesby3.0)

**[i32]** - 003_001_001_image_artischocke.jpeg
https://upload.wikimedia.org/wikipedia/commons/7/7c/Cynara_humilis_Habitus_01June2009_SierraMadrona.jpg
**Date:** 2009-06-01 **von:** Javier martin
**License:** Public domain

**[i33]** - 003_001_001_image_wermut.jpeg
https://upload.wikimedia.org/wikipedia/commons/6/6e/Artemisia_absinthium_in_Aveyron_%282%29.jpg
**Date:** 2023-08-09 **von:** Tournasol7
**License:** CC BY 4.0 (https:creativecommons.orglicensesby4.0)

**[i34]** - 003_001_002_image_asanas.jpeg
https://upload.wikimedia.org/wikipedia/commons/a/ad/Koh_Wai%2C_Thailand%2C_Yoga%2C_Asana.jpg
**Date:** 2010-02-04 **von:** Argenberg
**License:** CC BY 4.0 (https:creativecommons.orglicensesby4.0)

**[i35]** - 003_001_002_image_ardha_matsyendrasana.jpeg
https://upload.wikimedia.org/wikipedia/commons/2/27/Ardha_Matsyendrasana_-_Half_Lord_of_the_Fishes_Pose.jpg
**Date:** 2011-05-13 **von:** Flickr upload bot
**Künstler:** lululemon athletica **License:** CC BY 2.0 (https:creativecommons.orglicensesby2.0)

**[i36]** - 003_001_002_image_shavasana.jpeg
https://upload.wikimedia.org/wikipedia/commons/0/05/Uttara_shavasana_1.jpg
**Date:** 2005 **von:** Marcocarvalho
**License:** CC BY 3.0 (https:creativecommons.orglicensesby3.0)

**[i37]** - 003_002_001_image_ballaststoffe.jpeg
https://upload.wikimedia.org/wikipedia/commons/3/3d/Fruit%2C_Vegetables_and_Grain_NCI_Visuals_Online.jpg
**Date:** 1989 **von:** Lobo
**Künstler:** Unknown authorUnknown author **License:** Public domain

**[i38]** - 003_002_001_image_huelsenfruechte.jpeg
https://upload.wikimedia.org/wikipedia/commons/e/e7/Various_legumes.jpg
**Date:** 2013-12-13 **von:** FarnhamJ
**Künstler:** Keith Weller, Agricultural Research Service, USDA **License:** Public domain

**[i39]** - 003_002_001_image_kurzkettige_fettsaeuren.jpeg
https://upload.wikimedia.org/wikipedia/commons/3/32/Valeric-acid-3D-balls-B.png
**Date:** 2010-08-01 **von:** Jynto
**License:** Public domain

**[i40]** - 003_002_002_image_lactobacillus.jpeg
https://upload.wikimedia.org/wikipedia/commons/7/7d/Lactobacillus_sp_01.png
**Date:** 1982 **von:** Rasbak
**Künstler:** Photo Credit: Janice Carr Content Providers(s): CDCDr. Mike Miller **License:** Public domain

**[i41]** - 003_002_002_image_staphylococcus_aureus.jpeg
https://upload.wikimedia.org/wikipedia/commons/2/29/Methicillin-resistant_Staphylococcus_aureus_Bacteria.jpg
**Date:** 2012-01-31 **von:** ArturoJurezFlores
**Künstler:** NIAIDNIH **License:** Public domain

**[i42]** - 004_001_001_image_antioxidantien.jpeg
https://upload.wikimedia.org/wikipedia/commons/3/3c/Glutathione-3D-vdW.png
**Date:** 2007-06-24 **von:** dodekairaamen
**Künstler:** Ben Mills **License:** Public domain

**[i43]** - 004_001_002_image_gruener_tee.jpeg
https://upload.wikimedia.org/wikipedia/commons/c/cf/Green_tea%2C_Pu%27er_tea%2C_Tea_from_China%2C_Rostov-on-Don%2C_Russia.jpg
**Date:** 2014-10-12 **von:** Argenberg
**License:** CC BY 4.0 (https:creativecommons.orglicensesby4.0)

**[i44]** - 004_001_003_image_cranberries.jpeg
https://upload.wikimedia.org/wikipedia/commons/b/b4/Cranberrys_beim_Ernten.jpeg
**Date:** unbekannt **von:** Ikiwaner
**Künstler:** Keith Weller, USDA-ARS **License:** Public domain

**[i45]** - 004_001_003_image_kraeutertees.jpeg
https://upload.wikimedia.org/wikipedia/commons/5/56/Hibiscus_Delight_tisane.jpg
**Date:** 2011-07-09 **von:** File Upload Bot (Magnus Manske)
**Künstler:** Violette79 **License:** CC BY 2.0 (https:creativecommons.orglicensesby2.0)

**[i46]** - 004_002_001_image_zitronenwasser.jpeg
https://upload.wikimedia.org/wikipedia/commons/6/67/Tea_with_lemon_and_a_glass_of_water%2C_2012.jpg
**Date:** 2012-08-02 **von:** Jocian
**Künstler:** garycycles8 **License:** CC BY 2.0 (https:creativecommons.orglicensesby2.0)

**[i47]** - 004_003_001_image_viparita_karani.jpeg
https://upload.wikimedia.org/wikipedia/commons/3/3b/Viparita-Karani_Yoga-Asana_Nina-Mel.jpg
**Date:** 2012-10-07 **von:** Chiswick Chap
**Künstler:** Kennguru **License:** CC BY 3.0 (https:creativecommons.orglicensesby3.0)

**[i48]** - 004_003_003_image_infrarotsauna.jpeg
https://upload.wikimedia.org/wikipedia/commons/7/73/Infrapunasauna_virva_hanna3.jpg
**Date:** 2008-06-04 **von:** Elliliina
**License:** Public domain

**[i49]** - 004_003_003_image_aktivkohle.jpeg
https://upload.wikimedia.org/wikipedia/commons/6/6f/Activated-charcoal-i.png
**Date:** 2024-09-09 **von:** Mubychemcom
**License:** CC0 (http:creativecommons.orgpublicdomainzero1.0deed.en)

**[i50]** - 005_001_001_image_glutathion.jpeg
https://upload.wikimedia.org/wikipedia/commons/8/86/Glutathione-from-xtal-3D-balls.png

| | | | |
|---|---|---|---|
| **Date:** | 2008-09-04 | **von:** | Benjah-bmm27 |
| **Künstler:** | Ben Mills | **License:** | Public domain |

**[i51]** - 005_001_002_image_atp.jpeg
https://upload.wikimedia.org/wikipedia/commons/2/25/ATP-3D-sticks.png

| | | | |
|---|---|---|---|
| **Date:** | 2020-09-15 | **von:** | Leonel Sohns |
| **License:** | Public domain | | |

**[i52]** - 005_001_002_image_chromophoren.jpeg
https://upload.wikimedia.org/wikipedia/commons/0/0f/CLD-chromophore-3D-balls.png

| | | | |
|---|---|---|---|
| **Date:** | 2012-04-01 | **von:** | Benjah-bmm27 |
| **Künstler:** | Ben Mills | **License:** | Public domain |

**[i53]** - 005_001_003_image_larginin.jpeg
https://upload.wikimedia.org/wikipedia/commons/7/79/Arginine-from-xtal-3D-bs-17.png

| | | | |
|---|---|---|---|
| **Date:** | 2020-12-30 | **von:** | Benjah-bmm27 |
| **Künstler:** | Ben Mills | **License:** | Public domain |

**[i54]** - 005_002_002_image_homocystein.jpeg
https://upload.wikimedia.org/wikipedia/commons/8/8e/L-Homocysteine-3D-balls.png

| | | | |
|---|---|---|---|
| **Date:** | 2010-05-07 | **von:** | Jynto |
| **Künstler:** | Ben Mills | **License:** | Public domain |

**[i55]** - 005_002_002_image_carnitin.jpeg
https://upload.wikimedia.org/wikipedia/commons/1/17/Carnitine_ball-and-stick.png

| | | | |
|---|---|---|---|
| **Date:** | 2013-07-20 | **von:** | Morska Papuzka |
| **Künstler:** | MarinaVladivostok | **License:** | CC0 (http:creativecommons.orgpublicdomainzero1.0deed.en) |

**[i56]** - 005_002_002_image_melatonin.jpeg
https://upload.wikimedia.org/wikipedia/commons/2/24/Melatonin_molecule_ball.png

| | | | |
|---|---|---|---|
| **Date:** | 2011-08-24 | **von:** | Jynto |
| **License:** | CC0 (http:creativecommons.orgpublicdomainzero1.0deed.en) | | |

**[i57]** - 005_003_001_image_edta.jpeg
https://upload.wikimedia.org/wikipedia/commons/9/90/EDTA-xtal-3D-sticks.png

| | | | |
|---|---|---|---|
| **Date:** | 2008-03-02 | **von:** | Benjah-bmm27 |
| **Künstler:** | Ben Mills | **License:** | Public domain |

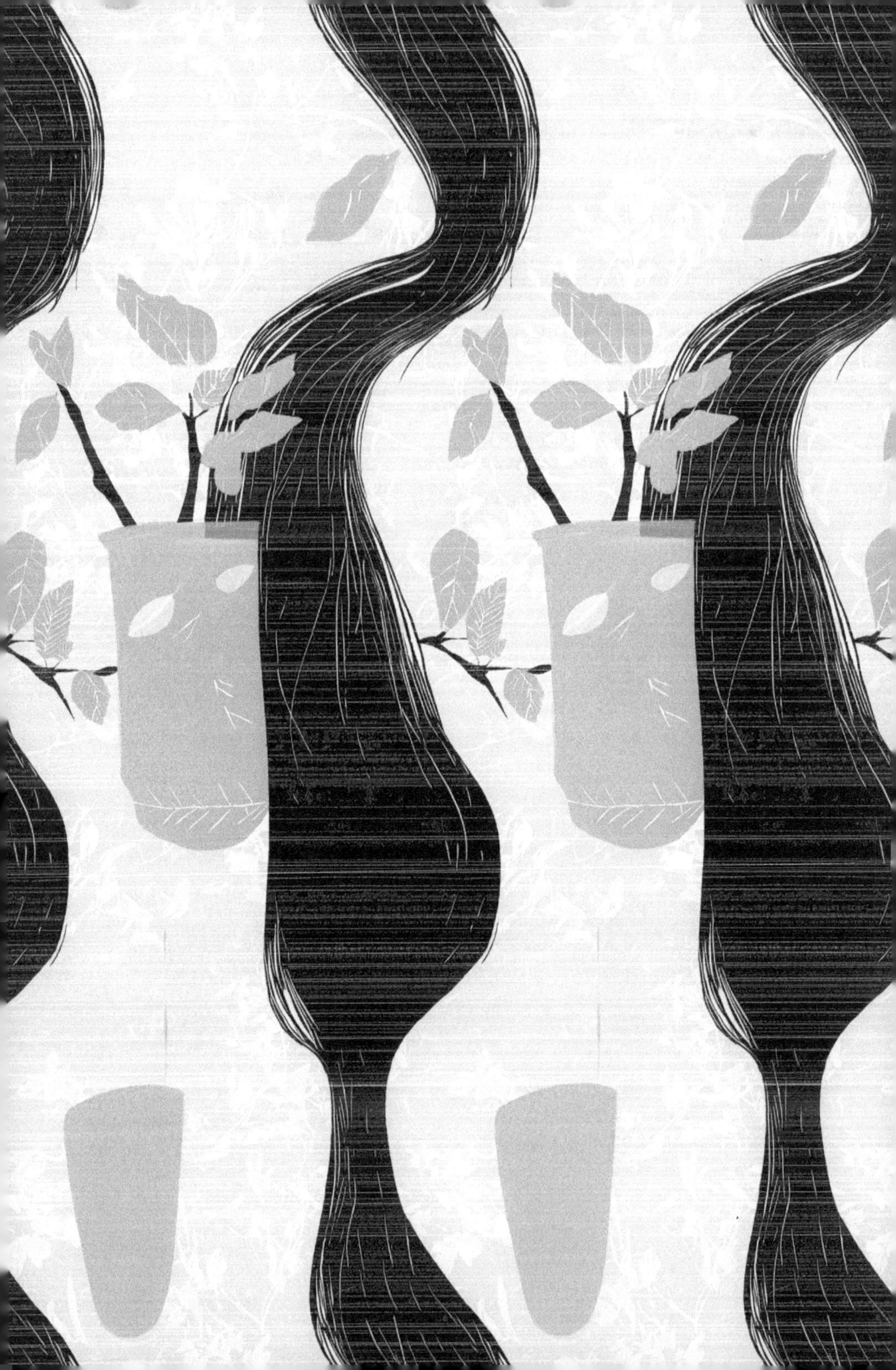

Kolibri 360 GmbH
Ferdinand-Jühlke-Straße 7
99095 Erfurt, Deutschland
produktsicherheit@kolibri360.de